337

Victor DUBOIS
Directeur de la Revue Internationale de Prothèse Dentaire.

Des Dents à Pivots

MANUEL THÉORIQUE ET PRATIQUE

« Par la cavité du canal dentaire la nature elle-même semble avoir indiqué le meilleur moyen de remplacer les dents en y introduisant un pivot. » (LEFOULON, 1841.)

PRÉFACE DE M. BONNARD ✻

PROFESSEUR A L'ÉCOLE DENTAIRE DE PARIS

PARIS

VIGOT Frères, Éditeurs, | REVUE INTERNATIONALE DE PROTHÈSE DENTAIRE

25, rue de l'École-de-Médecine | 20, rue de la Chaussée-d'Antin

1909

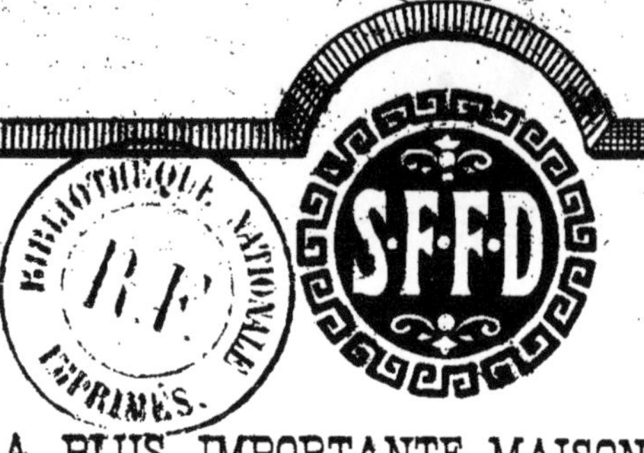
BIBLIOTHÈQUE NATIONALE
R.F.
IMPRIMÉS
S·F·F·D

FABRICATION DE PIVOTS A GAINE

Modèle CONTENAU, GODART et COLLIGNON

(Pivot or, gaine platine)

rond, à rainures, 4 grosseurs.

Pivot ovale (modèle P. DUBOIS)

Pivot carré.

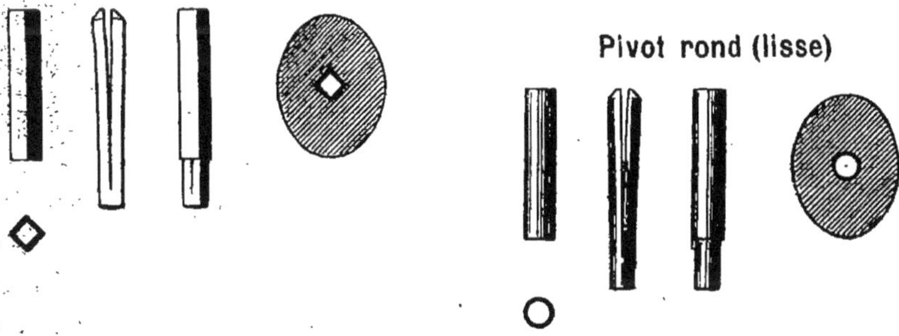

La petite brochure “ Les Pivots à gaine, dans la fabrication des dents à pivot, des bridges amovibles et des appareils ordinaires ” est envoyée gratuitement sur demande.

CONTENAU, GODART et COLLIGNON

Métaux précieux. — Fournitures dentaires.

23, rue Croix-des-Petits-Champs, PARIS

Des Dents à Pivots

Victor DUBOIS
Directeur de la Revue Internationale de Prothèse Dentaire.

Des Dents à Pivots

MANUEL THÉORIQUE ET PRATIQUE

« Par la cavité du canal dentaire la nature elle-même semble avoir indiqué le meilleur moyen de remplacer les dents en y introduisant un pivot. » (LEFOULON, 1841.)

PRÉFACE DE M. BONNARD ✱

PROFESSEUR A L'ÉCOLE DENTAIRE DE PARIS

PARIS

VIGOT Frères, Éditeurs, | REVUE INTERNATIONALE DE PROTHÈSE DENTAIRE

25, rue de l'École-de-Médecine | 20, rue de la Chaussée-d'Antin

1909

PRÉFACE

Si les épreuves qui sont imposées aux chirurgiens-dentistes pour la collation de leurs grades étaient ce qu'elles auraient dû être, si le passé de l'Odontologie, si les idées des odontologistes étaient entrés pour une plus grande part dans l'application de la loi de 1892, il pourrait paraître puéril d'avoir aujourd'hui à faire, dans un ouvrage comme celui-ci, la description des dents à pivot; mais les examens sont restés purement théoriques, malgré les efforts des dentistes qui, antérieurement à la loi de 1892, poussaient déjà énergiquement au développement du côté pratique de l'art dentaire, et qui depuis, dans maintes manifestations professionnelles, ont inutilement protesté en vue de combler cette lacune des programmes en cours.

La mentalité du chirurgien-dentiste actuel déviée — en cela il faut bien le reconnaître, par le néant du côté pratique des examens de Faculté — a négligé justement tout ce qui est la gloire du passé et tout ce qui, dans l'avenir, fera la force du praticien, lui donnera la dextérité manuelle et des ressources toujours renouvelées dans l'art de réparer des ans l'irréparable outrage.

Qui d'entre nos jeunes confrères pourrait, aujourd'hui, fixer la date, même approximative, de l'apparition de la première dent à pivot; dire quelles sont les transformations qu'elle a subies; quels sont les auteurs, les confrères, qui y ont attaché leur nom par les petites modifications qu'ils firent faire dans la suite à ce moyen de restauration et de progrès si grand?

Aussi peut-on, sans aucune exagération, féliciter M. Dubois de son initiative à une époque où le praticien peut difficilement faire sa prothèse, parce qu'il n'accorde plus à cette branche de la technique tout le temps qu'il faudrait pour l'apprendre. Il est louable de consacrer les moments qu'on emploierait à profiter des imperfections des autres, à enseigner ce qu'est la dent à pivot, comment on la fabrique. Toute la préoccupation de M. Dubois repose sur les menus détails; c'est, depuis le début jusqu'à la fin, non plus la description difficile, souvent ardue à la lecture, mais c'est aussi l'enseignement par l'image, car, à côté d'un exposé clair qui pourrait se suffire à lui-même, on trouve des illustrations où, pour le même sujet, souvent retourné dans plusieurs sens, la dent à pivot, quelle que soit sa forme, *quel que soit* le système, est démontrée avec un luxe de détails qui font le plus grand honneur à son auteur.

Aussi conçoit-on le plaisir éprouvé par le praticien qui signe ces lignes, lorsqu'on est venu lui demander de présenter cet ouvrage au public. Je suis convaincu qu'il profitera à quelques confrères qui ne connaissent la dent à pivot que par sa désignation et qui n'ont jamais éprouvé la joie de l'exécuter eux-mêmes ou de la faire exécuter en y apportant les modifications personnelles qu'on trouve dans la pratique courante et que suggère l'examen de la bouche et le désir qu'a le bon praticien d'apporter dans son travail de restauration buccale une harmonie toujours plus grande de l'artificiel avec le naturel.

M. Dubois, sans aucun doute, aura eu ce mérite, en mettant toutes ces descriptions de dents à pivot à la portée de nos confrères, d'exciter en eux peut-être le désir d'apprendre la prothèse. L'avenir n'est pas éloigné où la prothèse buccale, qui ne sera pas complétée par la prothèse de laboratoire, sera insuffisante pour donner au praticien la prépondérance qui répond à ses aspirations; seul, le praticien instruit en prothèse sera capable de rendre à la bouche une esthétique convenable; et ceux qui ne l'auront pas compris en seront réduits — puisqu'il s'agit de dents à pivot — aux dents à pivot toutes faites, incapables qu'ils seront d'y apporter des modifications de forme, de teinte, de direction, et ceux-là qui n'auront pas eu ce moyen pour lutter contre la pléthore, n'auront qu'à s'en prendre à eux-mêmes de leur impuissance.

Le livre de M. Dubois, j'en ai la ferme conviction, rendra un nombre considérable de services. Je ne puis regretter qu'une chose, c'est que l'auteur ait limité son œuvre à la dent à pivot. Espérons que ce n'est là qu'un des chapitres des divulgations commencées, mais, tel qu'il est, louons-le grandement de l'avoir fait; il aura, sans aucun doute, rendu service à l'art dentaire et à ses confrères.

15 novembre 1908.

E. Bonnard.

DES DENTS A PIVOTS

PREMIÈRE PARTIE

Pivots.

CHAPITRE PREMIER

Historique : périodes de début; d'essai; de transition; période contemporaine ou de perfectionnement.

Pour plus de clarté dans notre exposé, nous pouvons envisager l'évolution de la dent à pivot comme correspondant à quatre périodes que nous désignerons comme suit :

La première, dite de **début**, part de Fauchard, 1728, jusqu'à Maggiolo, 1807.

La seconde, ou **période d'essai**, va de 1808, avec Dubois Foucou, jusqu'en 1837, époque de l'apparition de la dent à tube.

La troisième, ou de **transition**, peut être située vers 1841, époque de Lefoulon, pour finir vers 1880.

La quatrième, ou **période contemporaine**, ou de perfectionnement, date de 1880 avec la fondation de la première École dentaire en France.

1° Période de Début.

Dans les documents anciens, il n'est fait aucune mention des dents à pivot. Il faut donc attendre jusqu'au XVIIIe siècle, époque dite de **Fauchard**, pour voir apparaître la première dent à pivot sous la dénomination de *dent à tenon* (1).

Celui qui illustra l'art dentaire et qui, à ce titre, mérite le nom de premier chirurgien-dentiste de France, naquit à Paris en 1691. Il fut l'élève et le disciple d'Alexandre Poteleret, chirurgien en chef des navires de Sa Majesté, lequel avait une grande expérience des maladies de la bouche, et particulièrement des affections scorbutiques ou maladie de Fauchard.

Il s'occupa de travaux mécaniques dont la pratique lui fut de grande utilité par la suite.

Il s'établit à Angers, visita successivement les principales villes de la Touraine et de la Normandie, puis vint se fixer définitivement à Paris. Contrairement à ce qui se passait à cette époque, Fauchard fit part à ses concitoyens de toutes ses découvertes, et, grâce à lui, l'Art dentaire entra dans une voie nouvelle.

En 1728, il publia son fameux livre *le Chirurgien-dentiste*, ouvrage qui, de nos jours, peut encore être lu avec beaucoup d'intérêt.

Par la suite, cet ouvrage fut traduit en allemand (1733).

Pour faire une dent à tenon, Fauchard recommande de couper la racine au-dessous du niveau de la gencive, de pré-

(1) Tous les praticiens ne sont pas d'accord sur la dénomination de dent à pivot. Certains prétendent qu'on devrait lui laisser son premier nom : *dent à tenon*, d'autres celui sous lequel elle est mieux connue. Notre rôle dans cet historique n'étant pas de discuter mais d'indiquer, nous renvoyons pour ce fait nos lecteurs aux articles originaux.

parer le canal et de le remplir avec du plomb, puis de confectionner la dent et de la poser.

Dans le plomb, au moyen d'un poinçon fabriqué par lui, il faisait la place du pivot. Ce pivot était en fil d'or ou d'argent strié, ce qui lui permettait d'assurer sa rétention dans la dent; il rentrait à force dans la racine. La dent employée était généralement une dent naturelle ou une dent taillée dans l'os ou l'ivoire et ajustée sur la racine.

Pour placer le pivot dans le canal de la dent, il se servait d'une petite « pincette » d'horloger, et, pour la sceller, il employait du mastic en poudre. Il fixait le pivot successivement à la couronne et dans le canal de la racine.

C'est ce que nous appelons aujourd'hui la couronne à pivot amovible.

L'idée de la dent à pivot était simple, c'est vrai, mais elle n'en était pas moins ingénieuse, et c'est sa simplicité même qui la fit rechercher, employer et perfectionner par la suite.

Pour confectionner les appareils et les dents à pivot, Fauchard employait : les dents humaines, l'ivoire du cheval marin, la dent de l'hippopotame, les dents et les os des jambes de bœuf, dont il donne une description fort originale quant à leur mode de préparation, les dents de mulet, le cœur de l'ivoire, les défenses de vache marine.

Comme instruments, il se servait du compas, de la scie, de l'étau, de la râpe, de la lime, du grattoir, du foret avec archet.

Indépendamment de la dent à pivot, Fauchard eut la première idée du bridge. Il introduisit la céramique dans l'Art dentaire et s'essaya à faire tenir les appareils du maxillaire supérieur au moyen de la succion. Il appliqua les ressorts au dentier complet et s'occupa aussi d'orthodontie. Ce savant, doublé d'un praticien émérite, mourut à Paris en 1759.

Longtemps après Fauchard, la dent à tenon resta le moyen le plus pratique pour le placement des dents artificielles.

Bourdet (1757) perfectionna l'œuvre de Fauchard; il fut le premier qui modifia la dent à tenon, en se servant de la vis comme moyen de fixation. Au sujet de cette dernière, il dit : « Les dents à tenon font payer une sorte de tribut « dont peu de personnes sont exemptes. On ne souffre point « de l'opération, mais, ordinairement, vingt-quatre heures « après, ou même dès le lendemain, il se forme une fluxion « plus ou moins forte. »

Pour éviter ces accidents, il conseille « de porter dans le « canal dentaire, avant de le forer, une aiguille rougie, qu'on « fait pénétrer dans toute la profondeur de la racine ». Bourdet nous donne là un exemple d'antisepsie dont on était encore loin d'entrevoir les bases (1).

Bourdet préconisait la dent à tenon, qu'il reconnaissait comme le moyen le plus pratique pour remplacer les dents naturelles perdues. Indépendamment du pivot, il se servait aussi de fils d'or ou de soie pour maintenir les dents à tenon aux dents voisines. A l'encontre de Fauchard, il recommande de ne pas employer les dents en ivoire, mais des dents humaines ou de cheval marin.

Le procédé de la vis est également suivi par l'Allemand Brunner vers 1760.

Si nous envisageons maintenant le travail de la porcelaine, il semble difficile de préciser exactement quels en sont les promoteurs, et, en consultant les documents concernant ce sujet, nous voyons que les Chinois, les premiers, s'occupèrent de la céramique, et ce, bien avant l'ère chrétienne.

Les Japonais s'emparèrent de leurs secrets et, à leur tour, s'intéressèrent à cet art.

En Europe, ce n'est que vers le XVIe siècle que s'établit à Venise une fabrique de céramique. Après différents essais

(1) LEMERLE : *Notice sur l'histoire de l'Art dentaire.*

plus ou moins heureux des chimistes dec ette époque, fut fondée, en 1745, par Louis XV, la manufacture royale de porcelaine de Sèvres.

Les différentes variétés de porcelaine employées dans l'Art et dans l'Industrie ne sont autres que des combinaisons de feldspath, de silex et de kaolin.

Pour ce qui concerne directement l'Art dentaire, Fauchard, le premier, eut l'idée d'appliquer de la porcelaine sur ses appareils pour, disait-il, non seulement imiter la teinte des dents naturelles et de la gencive, mais encore les conserver plus longtemps, l'émail étant inaltérable.

En 1710, **Guillemeau** trouva la formule d'une pâte pour dents artificielles, composée de *cire blanche grenée fondue avec un mélange de gomme élemi, de poudre de mastic blanc, de corail et de perle.* Les dents préparées avec cette composition n'avaient pas l'inconvénient de jaunir.

En 1740, **Faunay** découvrit la méthode d'appliquer la couleur rouge à la porcelaine.

En 1774, **Duchâteau,** apothicaire à Saint-Germain, possédait un dentier en ivoire, lequel avait le désagrément de garder l'odeur des gaz dominant dans son laboratoire. Il pensa qu'un dentier en porcelaine n'aurait pas cet inconvénient et s'adressa, pour ce faire, à M. Guérard, fabricant de porcelaine à Paris, qui exécuta le travail demandé. Il réussit après plusieurs tentatives infructueuses. Satisfait du résultat, Duchâteau fit part de sa découverte à l'Académie de chirurgie.

En 1788, **Dubois de Chémant,** connaissant le procédé de Duchâteau, composa une pâte pour dents minérales sous le nom d'*incorruptible.* Il prit un brevet pour cinquante ans, mais Duchâteau lui intenta un procès qu'il perdit. De Chemant s'établit ensuite à Londres (1791), où il prit un brevet pour douze ans. En 1802, il fit la première dent en porcelaine, sous le nom « d'une dent seule avec un pivot ».

Au commencement du XIXe siècle, Laforgue, comme ses prédécesseurs, s'occupe aussi de la dent à tenon, mais on est surpris de voir ce praticien, renommé comme l'un des meilleurs de son temps, ennemi du progrès, au point de refuser de se servir des dents de porcelaine.

Pour faire le *tenon* ou pivot, il emploie l'or de préférence, et fait remarquer qu'on peut aussi se servir du platine, de l'argent ou de l'acier.

Il recommande aussi les dents artificielles employées anciennement, telles que : les dents humaines, dents de bœuf, ainsi que celles taillées dans la partie émaillée des dents d'hippopotame.

Gariot (1805) réserve le chapitre VIII de son *Traité des maladies de la bouche* aux dents à pivot, lesquelles étaient en ce temps-là des dents à tenon, à vis, à coulisse, avec ligature et à ressort. C'est, dit Gariot, *celles qui se trouvent le plus solidement fixées et qui imitent le mieux la belle nature*. Il ne recommande leur emploi que sur les dents uniradiculaires supérieures, incisives et canines. Il donne quelques conseils pour la préparation de la racine avec ses limes spéciales et ses *tenailles coupantes*. Vient ensuite la préparation du canal dentaire, lequel se fait avec un équarrissoir; *on enlèvera les parties molles et la carie du centre de la dent, et on percera un trou qui ait au moins trois ou quatre lignes de profondeur, afin que le pivot puisse y être retenu solidement*. On prépare ensuite la dent et on y fixe le pivot. Pour bien ajuster la dent, Gariot conseille de prendre la mesure de la manière suivante : « On introduit un petit morceau de papier tortillé, de coton « ou d'autre substance analogue, dans le canal dentaire; on « le coupe au ras de cette ouverture, et l'on fait sur ce papier

« ou coton une forte tache d'encre. Alors, en présentant la « dent postiche, précisément dans la place qu'elle doit occu- « per, elle se trouve marquée d'un point noir à l'endroit où « doit être ajusté le pivot, et conséquemment où il faut per- « cer le trou qui doit le recevoir. On commence à percer « la dent vers le point noir avec la pointe d'un burin, et on « l'achève avec celle du foret; on doit avoir soin de diriger « son foret de manière à ce qu'il aille sortir vers le milieu de « la partie postérieure de la dent.

« Pour faire le tenon, on prend ensuite un bout de fil d'or « pur d'une longueur convenable et un peu plus gros que « l'ouverture de la dent postiche, afin qu'il y entre un peu de « force, et on le rive à la partie postérieure.

« La portion du pivot, faite pour entrer dans le canal den- « taire, doit être taillée en pointe, et présenter le long de « sa surface des dentelures faites avec la lime, et propres à « retenir la soie ou le coton dont on l'entortille avant de « l'introduire. »

Plus tard, nous verrons Delabarre combattre l'idée de Gariot en recommandant de ne pas épointer l'extrémité libre du pivot. Avant de sceller la dent en bouche, Gariot recommande de ménager l'articulation, en évitant que la dent postiche *ne soit frappée par son antagoniste dans le rapprochement des mâchoires.*

A part les dents naturelles, Gariot préconise aussi l'emploi du cheval marin pour la confection des dents à pivot. On peut leur donner la teinte qu'on désire en les laissant tremper plus ou moins longtemps dans une forte décoction de thé ou de café.

D'après les descriptions précédentes, on voit la place importante occupée par la dent à pivot dans les réfections buccales au commencement du XIXe siècle.

En 1807, **Maggiolo** publie à Nancy, en collaboration avec

Jourdan, le *Manuel de l'Art du Dentiste,* dont une grande partie était consacrée à la Prothèse. Comme Laforgue, il ne veut pas entendre parler des dents en porcelaine, leur reprochant leur trop grande fragilité; il leur préfère les appareils en ivoire sculpté et les dents naturelles.

Maggiolo, le premier, combina le tube avec le pivot. Il expose aussi un système de dent à pivot des plus ingénieux : c'est une sorte de dent à pivot à taquet, maintenue au moyen d'un petit ressort, ce qui fait que la personne peut enlever sa dent à volonté (1).

2° Période d'Essai.

Commence en 1808, avec **Dubois Foucou.** Ce dernier chercha à perfectionner le procédé de De Chémant. A la porcelaine à haute fusion il substitua la porcelaine tendre de Sèvres, mais elle avait l'inconvénient de s'altérer et de se détériorer en bouche. Il ne se découragea pas et finit par obtenir le moyen de confectionner d'une manière satisfaisante des dentiers de trois teintes différentes.

Parmi les substances qu'il employait figuraient le kaolin, la terre d'ombre, le sable de Belleville, l'argile, le manganèse et le cobalt.

Contrairement aux usages de cette époque, Dubois Foucou fut le premier qui dévoila son procédé (1808).

Les dents minérales étaient alors constituées d'un seul bloc.

En 1808, **Fonzi** introduisit l'usage des crampons de platine qui étaient placés dans la pâte avant la cuisson. Ce qui permit l'exécution séparée des dents. Il donna à ces dents le nom de *Terro-métalliques.*

(1) Lemerle : *Notice sur l'histoire de l'Art dentaire.*

En 1810, fut connue en France la méthode de l'empreinte trouvée en 1700 par Mathias Purmann, de Breslau.

Delabarre, 1815, docteur en médecine, est un protagoniste des pivots cylindriques et des pivots creux, à l'encontre des pivots en pointe dont il réprouve l'emploi. Il perfectionna aussi les dents en porcelaine.

Ricci, 1816, est l'auteur d'une armature s'adaptant à la racine et servant de support.

En 1817, le **Dr Plantou** s'installa à Philadelphie et apporta avec lui les dents artificielles françaises. Par comparaison avec les dents actuelles en porcelaine, elles étaient informes et pourvues d'un sillon plus ou moins grand sur la face linguale avec des lamelles de chaque côté. Ce sillon était destiné à recevoir un fil d'or sur lequel étaient soudées les lamelles, fixant ainsi la dent au fil d'or. Plantou perfectionna ces modèles primitifs et fit la première bouche de dents artificielles américaines.

Les fabricants ne connaissaient pas l'usage des moules, qui ne vint que plus tard. Ils étaient donc obligés de modeler chaque dent séparément avec de la pâte de porcelaine.

Regnart, 1818, pour une racine fortement cariée, propose de l'obturer avec son métal qui n'est autre que le Darcet modifié, puis d'y placer ensuite une dent à pivot. La substance du pivot et du Darcet donnait lieu à une combinaison qui formait un alliage homogène.

Audibrand (1821), dans son *Traité historique et pratique sur les dents artificielles incorruptibles,* au chapitre V, § IV, traite : Des dents incorruptibles à pivot.

Il commence par faire l'éloge de ce mode de restauration,

donne quelques conseils pour la préparation de la racine, et indique le moyen de confectionner des dents incorruptibles à talon pour dents à pivot, lesquelles auront l'avantage de masquer le tenon, ce qui leur donnera un aspect plus naturel.

Au sujet de la fabrication de la dent à talon, il dit : « J'ai « fait les dents à pivot comme le conseille M. Dubois Foucou, « en implantant un pivot dans la dent avant la cuisson; mais « comme ce moyen, peu sûr, était le plus long, et que les « dents à pivot sont de toutes les dents artificielles celles « qu'on pose le plus fréquemment, j'ai essayé d'en préparer « avec des talons, dans le milieu desquels j'introduis, avant « la cuisson, une vis de platine d'environ une ligne et demie « de longueur; j'ai soin d'y faire un trou qui simule le canal « dentaire. Après que la dent a été préalablement ajustée sur « la racine, je soude avec de l'or fin le bout du pivot dans « le trou de cette vis; ensuite je coordonne la partie qui doit « pénétrer dans la racine en observant de donner à ce pivot « une forme carrée au lieu de la ronde, comme cela est usité. « Ce qui donne à la dent une plus grande solidité.

« Le trou de la racine doit être rendu carré, par l'introduc« tion d'un cautère de cette forme qu'on fait chauffer; ainsi, « on fixe non seulement la dent incorruptible, mais encore on « approche, autant que possible, des avantages qu'offre, pour « cette opération, l'emploi des dents naturelles. »

Par ce qui précède, on se rend compte des efforts constants des praticiens de cette époque pour le perfectionnement des dents à pivot.

En 1822, **Peale** fonda une manufacture de dents minérales en Amérique et développa cette industrie.

Il fut suivi en 1825 par **V. Stockton,** créateur d'une importante manufacture de dents en porcelaine, le premier qui s'efforça de fournir la profession. Les dents avaient une belle forme, et la pâte était lisse. Son stock était gardé en masse dans des bocaux, l'usage actuel qui consiste à les fixer sur la cire n'existant pas encore.

En 1825, le porte-empreinte fit son apparition.

Vers 1834, à Paris, le Dr **Billard** créa les dents qui portent son nom. Comme dents françaises, nous devons citer aussi les dents Fries, Vilmur, Lhopital, etc.

Lors de l'apparition des dents à crampons, on fit usage du procédé qui consiste à souder directement le pivot aux crampons repliés sur lui. La plupart des traités en font la description dans la période de transition, et cette façon de faire prévalut longtemps dans la pratique courante.

En 1837, la maison **Ash** créa la dent à tube, qui est encore très employée pour les dents à pivot, les bridges et les appareils en métal.

3o Période de Transition.

En 1841, avec **Lefoulon,** nous avons une description exacte du mode opératoire et de la technique de la dent à pivot à cette époque.

Lefoulon conseille l'extirpation de « l'organe vasculo-nerveux » au moyen d'un stylet d'acier très fin et non trempé.

« On introduit très promptement et sans tâtonner le stylet jusqu'à l'extrémité de la racine... Il ne reste plus qu'à le retirer en le tournant vivement sur lui-même, de sorte que son extrémité recourbée entraîne avec elle le nerf dentaire. »

Lefoulon se sert d'équarrissoirs triangulaires de grosseurs différentes pour élargir le canal. Les accidents consécutifs à la pose de la dent à pivot dans le quatrième degré sont évités en ménageant dans le pivot un pertuis longitudinal qui permet l'échappement des exsudats. Clark reprend le procédé de Lefoulon en 1849 en ce qui concerne cette particularité.

Lefoulon indique l'empreinte et l'emploi de la gaine taraudée fixée dans la racine (de préférence à l'emploi des feuilles métalliques) pour la fixation de la dent à pivot.

A ce moment (1841), les Américains créèrent sous la dénomination de couronnes, les premières dents en porcelaine à pivot, imitant comme forme et teinte les dents naturelles. Elles étaient employées avec le pivot de bois, qui, malgré ses inconvénients, persista pendant longtemps, tant pour les dents naturelles que pour les couronnes artificielles. Par la suite, on se servit du pivot métallique concurremment avec la gaine en bois.

Maury, en 1841, publia son *Traité complet de l'Art du Dentiste,* dans lequel il définit ainsi la dent à pivot :

« On désigne sous le nom de *dent à pivot* une dent naturelle « dont on a scié la racine à peu près à la hauteur de son « collet, et dont le canal est tantôt arrondi pour recevoir la « vis d'un pivot en platine ou en or, tantôt percé de part en « part pour pouvoir river ce dernier sur le talon de la dent. « On peut, de la même manière, adapter des pivots à des « morceaux de cheval marin, et quand on emploie des dents « incorruptibles, on les soude à leurs crampons. »

L'or et le platine ne sont pas les seules substances dont on se sert pour faire les pivots — dit Maury. — Il est fort surpris d'avoir vu dans la bouche d'un de ses clients venant d'Amérique un pivot de bois remplaçant les pivots métalliques. Depuis, lui-même employa le buis comme pivot et en fut très satisfait.

L'antisepsie à cette époque n'était pas connue, il résultait des accidents consécutifs à la pose des dents à pivot, et la plupart des auteurs sont muets au sujet des soins radiculaires.

Maury nous indique aussi la manière de souder un pivot aux dents incorruptibles. « Lorsque l'on veut souder une dent « incorruptible à pivot, on commence par la tailler, en ayant « soin de la choisir assez grosse pour pouvoir en ôter au « moins un cinquième, et la rendre aussi plate qu'une dent « naturelle : on ajoute ensuite un bout de platine dans toute « la longueur de sa rainure; et, après avoir gratté avec soin « les deux objets à souder et les avoir enduits de borax, on « les ajuste convenablement en y mettant pour soudure une « suffisante quantité d'or à quatorze ou à dix-huit carats. Ce « premier travail terminé, on fixe la dent sur un charbon de « bois blanc ou sur de la braise de boulanger, puis on chauffe « modérément la soudure, on lime le platine au niveau de la « dent, et on y soude de la même manière un pivot dont la « longueur doit être proportionnée à celle de la racine. »

Avec Maury, on commence à délaisser les dents naturelles ainsi que celles taillées dans l'ivoire pour donner la préférence aux dents en porcelaine.

En ce qui concerne la céramique, il songea le premier à faire la gencive artificielle en porcelaine.

En 1844, **S.-S. White,** neveu et élève de Stockton, fonda l'importante manufacture actuelle, dont les dents sont réputées universellement.

La même année, le **Dr Smith Dodge** présenta une couronne amovible. Une gaine en bois était placée dans la racine et servait à maintenir le pivot, lequel pouvait être en platine, en or, en argent ou tout autre métal.

En 1849, le **Dr Clark** fit connaître une couronne amovible d'un autre genre. Un tube de métal était inséré dans la racine et fixé par une vis à tête. La vis était perforée d'une extrémité à l'autre, permettant ainsi l'échappement des gaz. Cette précaution pouvait avoir son utilité à cette époque, car on ne connaissait pas encore le traitement du quatrième degré.

La même année, le **Dr Laurence** trouva la couronne Foster, laquelle était fixée sur la racine par une vis passant à travers la couronne de porcelaine.

En 1853, le **Dr A.-E. Willard** exposa sa méthode de poser les dents à pivot avec les instruments spéciaux qu'il a imaginés pour limer la dent naturelle au niveau et au-dessous de la gencive sans toucher celle-ci (1).

En 1854, le **Dr H.-W. Dwinelle** fut le premier qui construisit une dent à pivot avec un collier ajusté autour de la racine pour en empêcher la fracture (2).

En 1858, le **Dr Putmann** prit un brevet pour les appareils en caoutchouc vulcanisé.

En 1860, le **Dr T.-J. Thomas** exposa un nouveau procédé de construction des pivots. Il plaçait deux bandes de métal l'une contre l'autre, puis les soudait à l'une de leurs extrémités, de façon à former un pivot carré. Ce pivot ayant été poli, il écartait les deux plaques et y fixait la dent. Il brunissait ensuite sur la racine une plaquette d'or à vingt-quatre carats, percée d'un trou, y introduisait le pivot et soudait le tout définitivement (2).

Le canal de la racine ne se trouvant pas toujours dans la même direction que la perforation intérieure de la couronne en porcelaine, on songea à obvier à cet inconvénient.

On fit donc une dent à pivot avec face labiale en porcelaine soudée à une plaquette métallique couvrant la surface de la racine; le pivot est aussi soudé à la plaquette radicale. Cette

(1) D. Roussel : *Traité théorique et pratique des couronnes artificielles et du bridge work.*

(2) Idem, *Ibid.*

méthode, dont le Dr M.-H. Webb est le promoteur (1), a été dénommée par le Dr Andrieu dent « artistique ». Elle est contemporaine de la dent soudée sur la plaque métallique et s'emploie encore très fréquemment. Avant 1860, cette méthode était employée par Lefoulon dans les cas d'articulation très basse.

L'invention du tour dentaire, vers 1871, apporta une amélioration sensible à la préparation des racines pour la pose des couronnes à pivot.

En 1872, le **Dr Mack** modifia la forme des couronnes. La sienne se distinguait des autres en ce qu'elle était creusée à sa base d'une cavité en queue d'aronde verticale, s'étendant de la face linguale à la face labiale et destinée à loger le pivot et la matière fixatrice. Les pivots étaient filetés, et contrairement au mode opératoire de l'époque, il commençait par les sceller dans les canaux, et la couronne ensuite.

En 1875, le **Dr Gates** présenta une couronne porcelaine avec bande métallique et pivot amovible. Elle se composait d'une demi-bague entourant la partie linguale de la racine, et maintenue sur les côtés dans la couronne porcelaine. Le pivot de forme spéciale était scellé dans le canal. La face radicale était à découvert, et la dent était fixée sur la racine et sur le pivot au moyen du ciment. Cette couronne ne fut jamais lancée dans le commerce à cause des difficultés probables de la fabrication.

4° Période contemporaine ou de Perfectionnement.

Débute vers 1880 avec la première École dentaire en France. C'est à cette époque que s'établirent sur des bases

(1) Dr Roussel : *Traité théorique et pratique des couronnes artificielles et du bridge work.*

scientifiques raisonnées la dentisterie opératoire et la prothèse.

En 1880, apparaît la couronne face porcelaine avec bague sur la racine et pivot amovible, imaginée par le **Dr Richmond** et à laquelle il a donné son nom. La dent alors employée portait sur sa face linguale un sillon longitudinal passant entre les deux crampons. Ce sillon, plus large à la partie radicale, s'amincissait progressivement pour s'arrêter à quelques millimètres du bord libre. Il était destiné à recevoir le pivot à vis, lequel servait à fixer la couronne artificielle à la racine.

La première phase consistait à préparer la racine pour recevoir le pivot, comme l'on fait actuellement. La seconde, en la fixation de la couronne artificielle à la bague. La vis, comme il est dit plus haut, assurait la stabilité de la couronne et de la bague sur la racine.

Depuis, l'on a simplifié cette méthode en supprimant la vis. La couronne artificielle, au lieu d'être amovible, est soudée à la bague, ce qui supprime la dent spéciale et permet d'employer n'importe quelle dent.

Les couronnes précédentes ne se faisaient que pour les dents antérieures, et le choix en était restreint. C'est alors qu'apparurent, avec le **Dr Bonwill** (1881), une grande variété de formes et de teintes de couronnes en porcelaine pour les dents du maxillaire supérieur et inférieur. Ces dents, perforées sur leur face linguale pour les dents antérieures et sur leur face triturante pour les molaires, étaient fixées à la racine au moyen de pivots triangulaires crantés et scellés avec l'amalgame spécial. Certains praticiens employaient des pivots de bois au lieu de pivots spéciaux.

En 1881, le **Dr Buttner** et le **Dr Williams** inventèrent chacun une série d'instruments appropriés aux nouvelles découvertes.

Les premiers (Dr Buttner) avaient pour but le décolletage de la racine des dents antérieures, de façon à pouvoir y appliquer une bague toute faite correspondant aux instruments employés. A cette bague se trouve soudé un plateau, et au plateau un pivot. La dent se soude sur le plateau et se scelle comme d'habitude.

Les seconds (Dr J.-Léon Williams) étaient usités dans la confection des dents à pivot avec bague intérieure. Au moyen de ces instruments, il traçait une rainure circulaire sur la face radicale de la racine pour loger une bague, sur laquelle était montée la dent artificielle.

Jusqu'à cette époque, trois pays s'occupaient de la fabrication des dents minérales, c'étaient : la France, l'Angleterre et l'Amérique. Depuis 1883, l'Angleterre et surtout l'Amérique en ont seules le monopole.

De 1883, date, pour les dents antérieures, la couronne de **How** à quatre crampons qui était maintenue sur la racine par une vis. Plus tard, on fit pour les prémolaires et grosses molaires la queue d'aronde, laquelle s'ouvrait et s'étendait à travers la couronne.

La même année, vint la couronne **Weston.** Elle se distinguait des précédentes par l'excavation de sa face linguale et de son pivot, de forme spéciale. Peu de temps après, le Dr Weston fixa le pivot dans la pâte avant la cuisson et modifia la forme de la face linguale.

Jusqu'alors, les couronnes en porcelaine étaient séparées du pivot.

En 1885, la couronne **Logan** à pivot inamovible. Indépendamment du mode d'insertion de son pivot et de sa forme spéciale assurant sa stabilité, elle se distinguait des autres par l'excavation de sa face radicale destinée à loger le ciment. Elle est encore employée journellement dans la pratique courante.

La couronne **New Richmond** avait aussi un pivot amovible.

En 1886, les couronnes mixtes avec faces triturantes en porcelaine et bagues métalliques pour prémolaires et grosses molaires font leur apparition. Le dessus de la couronne ou face triturante était en porcelaine et munie de deux crampons boutons à l'intérieur; elle s'employait concurremment avec une bague en or qui constituait le corps de la dent et s'ajustait sur la racine préparée pour la recevoir. Les pivots-vis étaient fixés dans les canaux et s'étendaient au-dessus de la racine dans la bague. On fixait d'abord la bague, puis la face triturante avec du ciment ou de l'amalgame. Ces faces triturantes en porcelaine n'étaient pas pratiques à cause de leur fragilité, mais leur mode de fixation permettait en cas de fracture de les remplacer facilement.

En 1888, couronne **Howdland** Perry, à pivot amovible. Sa base était évidée dans le sens labio-lingual. Son pivot était de platine ou d'iridium. Cette couronne se faisait pour toutes les dents.

En 1890, le **Dr Parmly Brown** inventa une couronne à pivot inamovible. Cette couronne, similaire à la Logan comme forme extérieure, possédait à la partie radicale un renflement au lieu d'une excavation, ce qui nécessitait l'évidement de la racine et l'affaiblissait; mais, par contre, le pivot à cet endroit était plus résistant.

Puis les couronnes en porcelaine à pivot amovible subirent des modifications et reparurent de nouveau, entre autres : la couronne White, Ash, Davis, Justi, Lennox, Williams, XXe siècle, etc., ainsi que la couronne Parris pour les molaires inférieures avec plaque de rétention au lieu de pivot. Ces couronnes sont actuellement très employées, leur manipulation étant plus aisée que celles à pivot fixe.

Citons également les dents à glissière comme dents à pivot. Exemple : **Cassullo.**

En 1901, M. **Touvet-Fanton,** professeur à l'École dentaire de Paris, présenta à la Société d'Odontologie son pivot à double rotule pour couronnes en porcelaine, suivi, en 1904, de son appareil fretteur pour le décolletage des racines.

Un chirurgien-dentiste français, **M. J. Cournand,** prit en 1904 un brevet pour ses couronnes en porcelaine armée, utilisables pour les dents à pivot.

Puis, récemment, la méthode de la cire perdue fut appliquée aux dents à pivot.

Entre temps, certains praticiens modifièrent ou perfectionnèrent les procédés en cours et laissèrent leur nom à leur méthode.

Exemple : Systèmes de **Leech** et de **Low, Dr Peabody, Balkwill, Richard-Chauvin, Prevél,** etc.

Par le rapide exposé ci-dessus, il nous est facile de nous faire une idée de la somme d'efforts déployés par nos prédécesseurs; néanmoins, nous devons considérer que la tâche ardue, suivie et abandonnée tour à tour par certains, reprise par d'autres avec le même espoir, la même persévérance et la confiance en soi qui anime tout chercheur, est loin d'être achevée. Malgré les transformations multiples et successives qui, depuis les travaux de Fauchard, amenèrent l'Art dentaire à son degré de perfection actuel, il est évident que l'époque contemporaine constitue une simple étape que les jeunes générations auront à cœur de pousser toujours plus avant dans la voie du progrès.

CHAPITRE II

Pivots.

Avant de donner la description des différentes *dents à pivot*, il est indispensable de décrire auparavant les différents genres de pivots que nous classerons comme suit :

1° **Le pivot rond simple** (fig. 1), **ou fendu** (fig. 2).

2° **Le pivot carré simple** (fig. 3), **ou fendu** (fig. 4).

3° **Les pivots rond, carré, simples ou fendus avec gaine simple ronde et carrée** (fig. 5).

4° **Le pivot ovale avec gaine** (fig. 7 et 8).

5° **Le pivot rayé avec gaine ou pivot Godard** (fig. 9).

6° **Le pivot à rotule** (fig. 10) **de Touvet-Fanton.**

7° **Le pivot taraudé** (fig. 11) **avec gaine taraudée** (fig. 12) **ou sans gaine.**

8° **Le pivot rivé** (fig. 13).

9° **Le pivot conique de Wallis** (fig. 14).

10° **Le pivot de bois** (fig. 15).

11° **Pivots des différentes couronnes en porcelaine : Logan** (fig. 16), **White** (fig. 17), **Ash** (fig. 18, 19), **Davis** (fig. 20), **Justi** (fig. 21), **Cassullo** (fig. 22), **XXe siècle** (fig. 23), **Robbins** (fig. 24).

Ces pivots, variant avec chaque dent, seront décrits avec celle-ci.

PLANCHE I

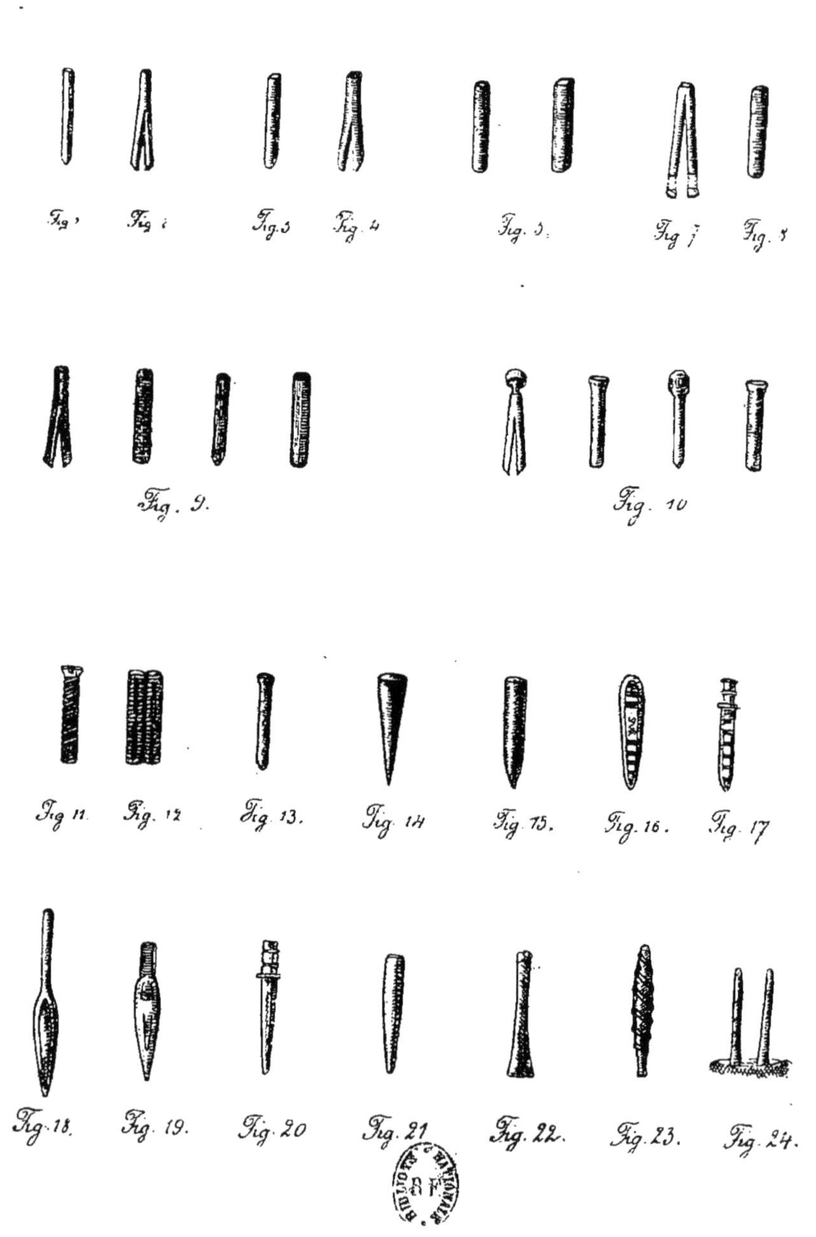

Fig 1
Fig 2
Fig. 3
Fig. 4
Fig. 5
Fig 7
Fig. 8
Fig. 9.
Fig. 10
Fig 11.
Fig. 12
Fig. 13.
Fig. 14
Fig. 15.
Fig. 16.
Fig. 17
Fig. 18.
Fig. 19.
Fig. 20
Fig. 21
Fig. 22.
Fig. 23.
Fig. 24.

1° Pivot rond.

Le pivot rond peut être simple ou fendu.

Le pivot **rond** est celui employé le plus fréquemment. Le fil rond se vend tout prêt chez les fournisseurs. Lorsqu'on n'a pas la grosseur désirée, on peut le préparer soi-même en prenant un fil d'un diamètre supérieur.

Après avoir fait une *tête,* c'est-à-dire aminci le fil en pointe pour faire une prise à la pince, on le recuit au rouge vif, puis on le passe successivement dans les différents trous de la filière en ayant soin de le recuire chaque fois et de ne pas sauter un numéro ou trou, de cette façon on arrive graduellement à la grosseur désirée.

Le pivot **rond fendu** se fait avec deux demi-joncs que l'on réunit à une extrémité au moyen d'un paillon de soudure. Ce pivot a l'avantage de pouvoir être employé sans gaine. Sans gaine il permet au ciment ou amalgame de pénétrer entre les deux fils, et le pivot se trouve ainsi mieux scellé.

On reproche au pivot rond moins de stabilité qu'au pivot carré.

2° Pivot carré.

Le pivot carré se vend tout fait, chez les fournisseurs, simple ou fendu. Comme pour le pivot rond, on peut soi-même lui donner la forme et la grosseur désirée en le passant successivement dans la filière préposée à cet usage.

Ce pivot s'emploie avec ou sans gaine.

Simple, c'est une tige carrée; *fendu,* ce sont deux fils carrés soudés ensemble, à une de leurs extrémités.

Il a l'avantage d'avoir, grâce à ses angles, plus de stabilité que le pivot rond.

Pivots avec gaines métalliques.

Ce système consiste dans la mise en place, dans le canal de la racine, d'un tube ou gaine dans laquelle rentre le pivot, ce qui permet d'enlever et de remettre celui-ci à volonté (fig. 1 et 2).

En outre, la gaine, selon P. Dubois, aurait l'avantage d'empêcher la désagrégation ultérieure de la racine.

Cette gaine peut être fixée dans la racine de différentes façons : soit scellée par une obturation, soit vissée après une préparation préalable de la racine.

Toutes les formes de pivot rond, carré ou ovale, fendu ou non, peuvent être employées avec la gaine. Celle-ci, qui n'a d'utilité que pour les dents à pivot mobile, doit s'adapter très exactement à la forme du pivot. La pénétration du pivot dans la gaine doit se faire à frottement doux. La gaine n'est généralement employée qu'avec le pivot fendu.

La gaine ronde peut être simple (fig. 3) ou taraudée (fig. 4). La gaine ronde simple ainsi que celles carrée et ovale sont fixées dans la racine au moyen d'une obturation. La gaine taraudée se visse dans la racine. Le taraudage est donc extérieur.

Construction de la gaine métallique ronde.

1° Pour confectionner une gaine métallique, on choisit un morceau de métal rectangulaire (au 6 d'épaisseur de la filière ordinaire ou 30 du Palmer) dont les bords soient bien parallèles (fig. 5).

Ensuite, on prend la mesure du pourtour du pivot à l'aide d'un fil de fer en opérant comme pour les bagues des couronnes (fig. 6), on sectionne le fil par le milieu, on déroule les

PLANCHE II

Fig. 1
Fig. 4.
Fig. 3
Fig. 2
Fig. 6
Fig. 7
Fig. 11
Fig. 12
Fig. 14.
Fig. 13.
Fig. 5.
Fig. 8.
Fig. 9.
Fig. 10.

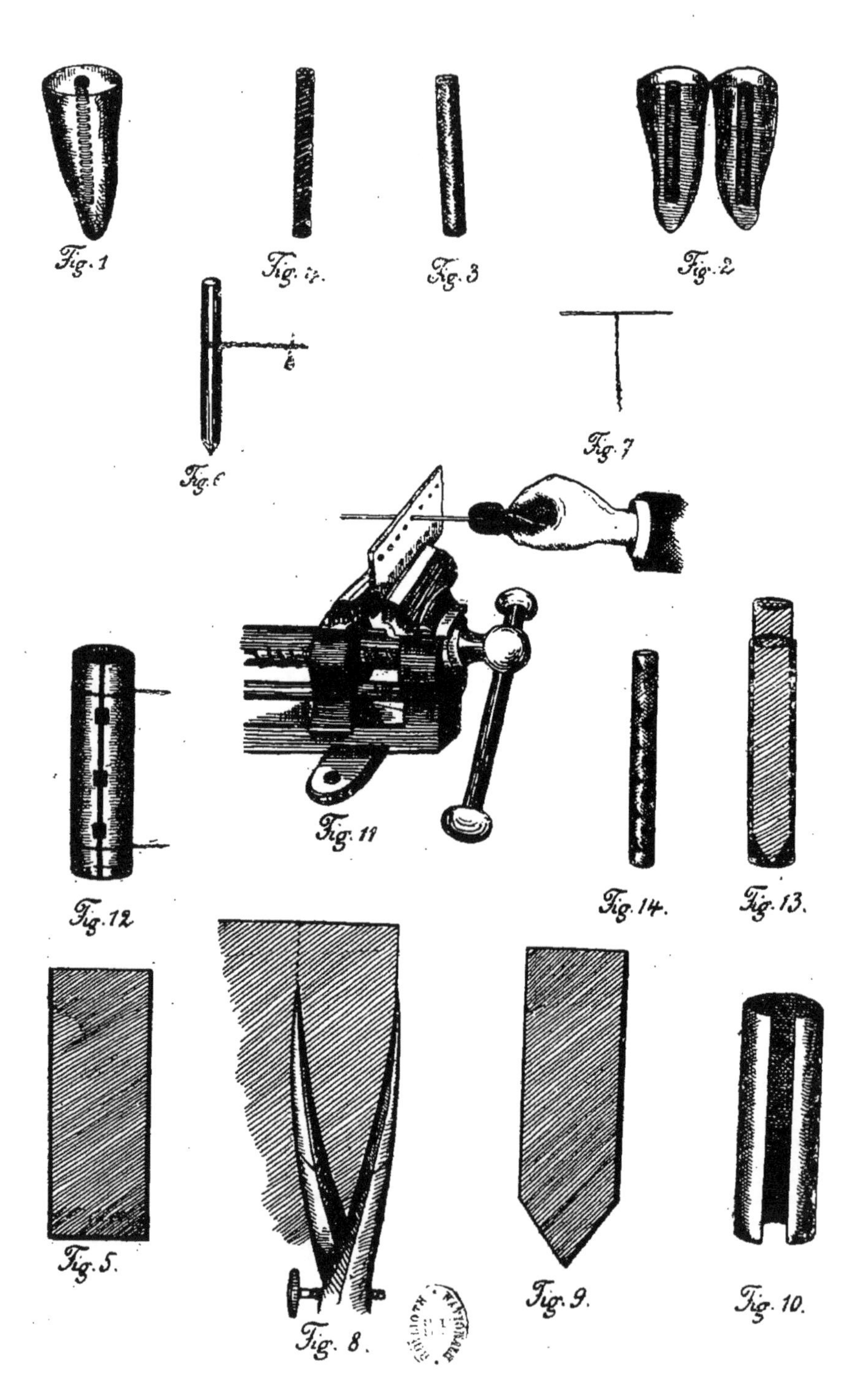

deux bouts obtenus dont la longueur totale (fig. 7) correspond à la largeur du métal à employer, largeur représentant environ quatre fois le diamètre du pivot. D'après cette mesure, on découpe la bande.

Pour avoir une bande de largeur uniforme, il faut prendre cette largeur au moyen d'un compas (fig. 8) et la reporter sur la plaque en faisant coïncider une des pointes *a* du compas avec le bord libre de la plaque, et reporter l'autre pointe sur une ligne *a c* perpendiculaire au sens de la largeur. Tirer ensuite un trait *d e* par la seconde pointe et qui sera parallèle au bord libre;

2° La bande découpée, on taille une de ses extrémités en pointe pour pouvoir prendre le métal avec la pince à tirer (fig. 9);

3° On recourbe légèrement de chaque côté les bords de la bande pour en former un cylindre (fig. 10);

4° On passe successivement ce cylindre dans les différents numéros de la filière (fig. 11) maintenue par l'étau jusqu'à ce que le pivot entre à frottement dur dans la gaine. De toute façon, les deux bords doivent se joindre exactement;

5° Appliquer un paillon de soudure sur la ligne de réunion des bords de la gaine et souder (fig. 12);

6° Voir si le pivot entre juste dans la gaine et modifier cette dernière s'il y a lieu en la passant dans la filière jusqu'à ce qu'elle épouse exactement la forme du pivot (fig. 13);

7° Faire des points de rétention pour que cette gaine soit bien maintenue par l'obturation (fig. 14).

On peut, à volonté, laisser ou non le pivot dans la gaine quand on confectionne celle-ci.

Gaine métallique carrée.

Avant de préparer la gaine, on commence par faire le pivot, qui est habituellement un pivot carré fendu (fig. 1). Pour cela, on juxtapose deux étroites lames d'or, de telle sorte que, réunies, leur section corresponde à celle du canal formé par la gaine. Ces deux lames en or platine (850 millièmes d'or, 150 de platine) sont appointées longuement à l'une de leurs extrémités ou bien taillées en un biseau très allongé appelé soie (fig. 2).

Au moyen d'un paillon, on soude l'autre extrémité, ce qui laisse libre le reste du pivot (fig. 3).

On emploie de préférence l'or platiné, parce qu'il a plus d'élasticité que l'or ordinaire.

Le pivot étant prêt, on l'entoure d'une bande d'or ou de platine dont les bords libres doivent se rejoindre exactement (fig. 4).

Pour avoir la largeur de la bande, on procède comme il est indiqué pour la gaine ronde au moyen du fil de liasse (fig. 5), que l'on sectionne ensuite et d'après la longueur duquel on découpe la bande, ou bien on prend la largeur d'un côté du pivot, l'on multiplie par 4, ce qui donne ainsi la largeur totale de la bande (fig. 6).

On soude ensuite les deux bords de la gaine (fig. 7) avec de la soudure au tiers, si elle est en or, ou avec de l'or au 24 k, si elle est en platine.

On introduit dans la gaine soudée le pivot qui doit rentrer à frottement dur (fig. 8), et l'on passe le tout, gaine munie de son pivot, dans le numéro de la filière qui correspond au canal de la racine.

Ceci fait, on ferme l'extrémité radiculaire avec une plaquette carrée, de même métal que la gaine (fig. 9).

PLANCHE III

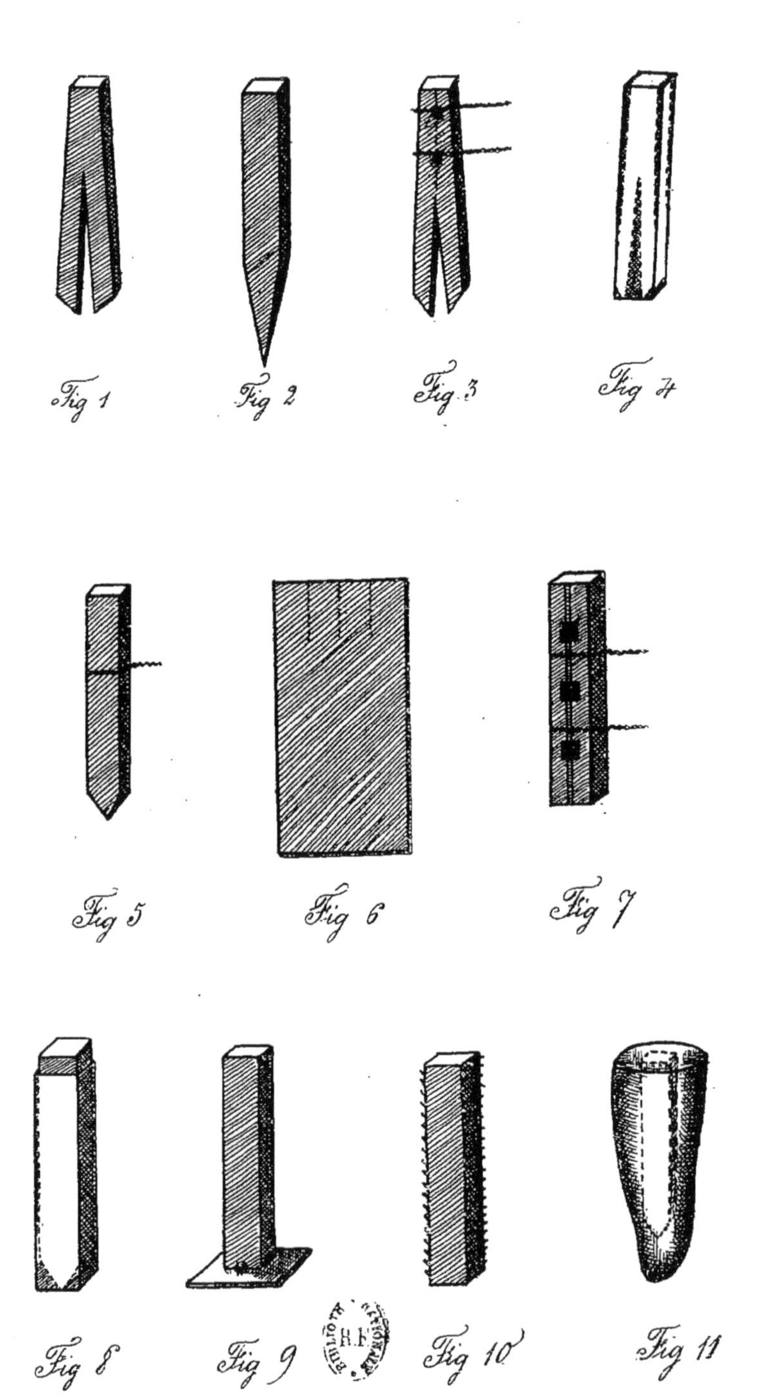

Pour souder cette plaquette à la gaine, on la prend plus large que la section de cette dernière, et, posant la gaine dessus, on soude sur les quatre faces. Ensuite, on ajuste la plaque aux dimensions exactes de l'extrémité correspondante de la gaine, et on répare la soudure de façon que le tout vienne se confondre.

Ensuite, on fait sur les angles des entailles en sens inverse de la direction de la dent artificielle. Ces entailles sont destinées à servir de points de rétention à la gaine pour la maintenir dans l'obturation (fig. 10).

La figure 11 représente une gaine carrée placée dans la racine.

PIVOT OVALE, MODÈLE P. DUBOIS

Convaincu des avantages du tube, nous avons essayé de le perfectionner.

Les pivots cylindriques avec gaine ont l'inconvénient de nécessiter une perforation assez large, puisqu'on doit trouver place pour le pivot, pour le tube et pour la matière obturatrice. L'épaisseur des racines de canines et même d'incisives centrales est généralement assez grande pour loger ces trois constituants de dents à pivot avec tube sans trop affaiblir la racine, sans diminuer la solidité du pivot. Il n'en est pas de même pour les incisives latérales, qui sont peut-être celles qu'on remplace le plus fréquemment, et il nous a été donné de le constater à l'époque où nous utilisons les tubes et les pivots cylindriques, soit que le pivot se cassât, soit que la racine se fracturât : nous avons eu des échecs regrettables. Cela est évité avec le pivot et le tube ovales. Cette forme répond à celle de la racine, elle assure au pivot une force à toute épreuve; le grand axe étant placé dans la direction de l'effort des dents antagonistes, elle n'exige que de moindres sacrifices du tissu radiculaire, et, par conséquent, diminue les chances de fracture. Depuis des années, nous employons ce système avec avantage.

Le tube est formé d'un tube de platine étiré dans une filière ovale (fig. 1). On peut adopter trois grosseurs mesurant : 1° 0^m,0037 sur le grand axe et 0^m,003 sur le petit pour les canines; 2° 0^m,0034 et 0^m,0027 pour les incisives centrales, les bicuspides et les incisives latérales fortes; 3° 0^m,003 et 0^m,0025 pour les incisives latérales faibles et pour les incisives inférieures.

Le pivot a des mesures correspondantes; il est formé de

PLANCHE IV

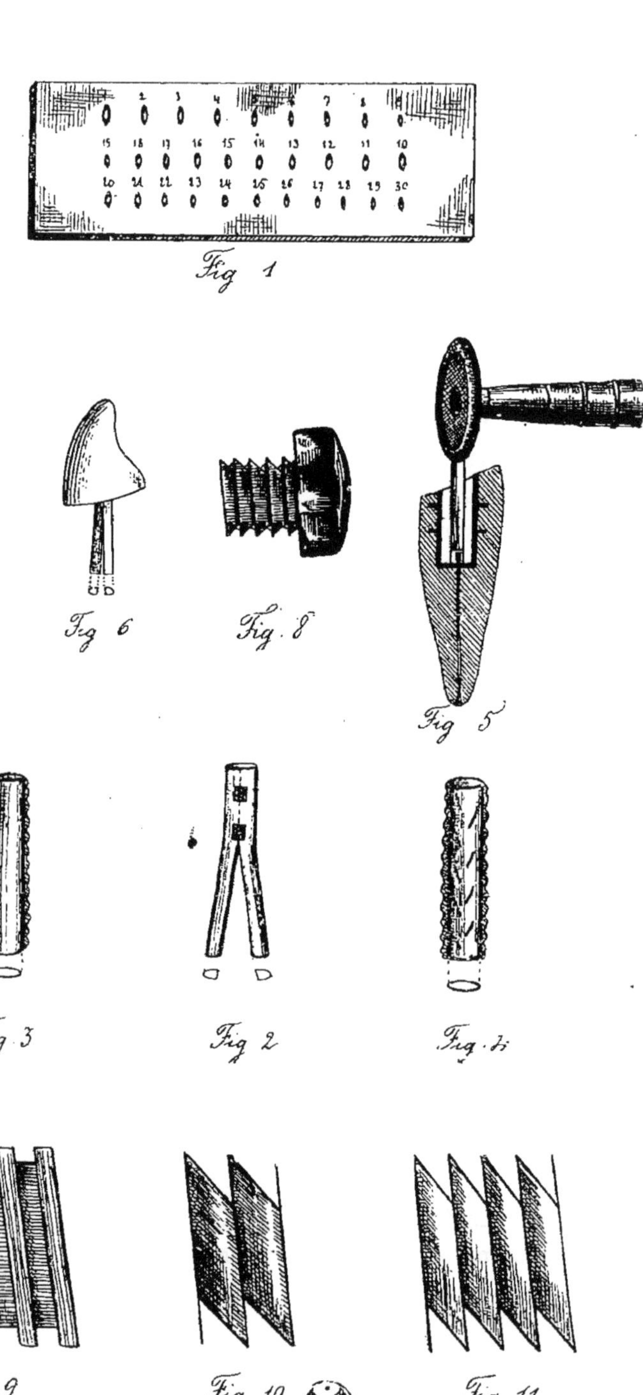

deux demi-joncs accolés (fig. 2) comme le pivot Conteneau. On soude à la partie supérieure du tube sur les côtés selon le petit axe un minime fragment de ressort (fig. 3), on fait quelques encoches à l'échoppe le long de la hauteur (fig. 4) et l'on scelle à l'amalgame. Pour cela, on place fort peu d'amalgame dans la perforation radiculaire; un instrument de Herbst monté sur le tour l'applique contre les parois, puis on enfonce le tube, la partie supérieure est ensuite garnie de façon à reformer la racine (fig. 5).

Le lendemain, on enlève les parties émergeantes d'amalgame et de tube et on prend le modèle comme nous l'avons dit. Il est bon d'avoir tubes et pivots préparés à l'avance.

Tous les genres de dents peuvent être utilisés, mais celles qui conviennent le mieux sont les dents plates dont on reconstitue le talon avec de l'or, de la soudure ou du caoutchouc.

Le talon s'articulant bien a une grande importance pour la durée des dents à pivot. Le patient cherche toujours avec les dents antagonistes un point de rencontre, et, si la dent est simplement contreplaquée sans talon reformé, la pression, dans la direction linguo-labiale, est plus énergique et amène à la longue un déplacement en avant pour les dents sans tube, un descellement de celui-ci quand on en a placé un.

La figure 6 (planche IV) représente la dent terminée prête à être posée.

La figure 7 (planche IV) représente la dent fixée dans le canal (section longitudinale).

Filetage et Taraudage.

Ces mots étant fréquemment usités dans nos descriptions ultérieures, il nous semble utile de rappeler à ceux de nos lecteurs pour lesquels le sens en serait obscur, la différence qui existe entre ces deux termes.

Une vis est dite *taraudée* lorsqu'elle est faite à la filière à tarauder et l'écrou au taraud.

Elle est dite *filetée* lorsqu'elle est faite au tour à fileter.

Au point de vue de l'emploi, la chose est la même, mais il y a une différence à établir entre le filetage et le taraudage.

Le *taraudage* se fait toujours à un calibre donné tant pour le diamètre de la vis (fig. 8) (planche IV) que pour le pas de vis.

Ce diamètre est évalué en millimètres et dixièmes de millimètres, ainsi que le pas, qui se calcule d'arête en arête.

En France, toutes les filières se font suivant le système décimal; en Angleterre et Amérique suivant le système duodécimal.

Le *filetage* est obtenu par le tour à métaux au moyen d'un chariot spécial glissant sur le banc du tour, actionné par une vis sans fin, réglable suivant le pas et la forme de la vis.

On obtient ainsi des pas de dimensions spéciales et des filets de différentes formes. Ainsi, le filet carré (fig. 9) (planche IV) ne peut se produire avec la filière à tarauder et s'obtient avec beaucoup de simplicité sur le tour à fileter.

En résumé, le taraudage a toujours un pas semblable proportionnel au diamètre et donne une vis à filets aigus (fig. 10) et le filetage à des filets variés (fig. 11) et des pas de dimensions variables, suivant l'utilité.

Faire des traits à la lime sur un pivot ne constitue pas un filetage.

On voit, par ce qui précède, qu'il existe une différence sensible entre un pivot taraudé, fileté et rayé.

Le premier se fait avec la filière spéciale et est employé de préférence avec les dents naturelles.

Le second se fait au four à métaux et n'est pas usité en art dentaire.

Le troisième ou pivot rayé est le pivot Godard.

PLANCHE V

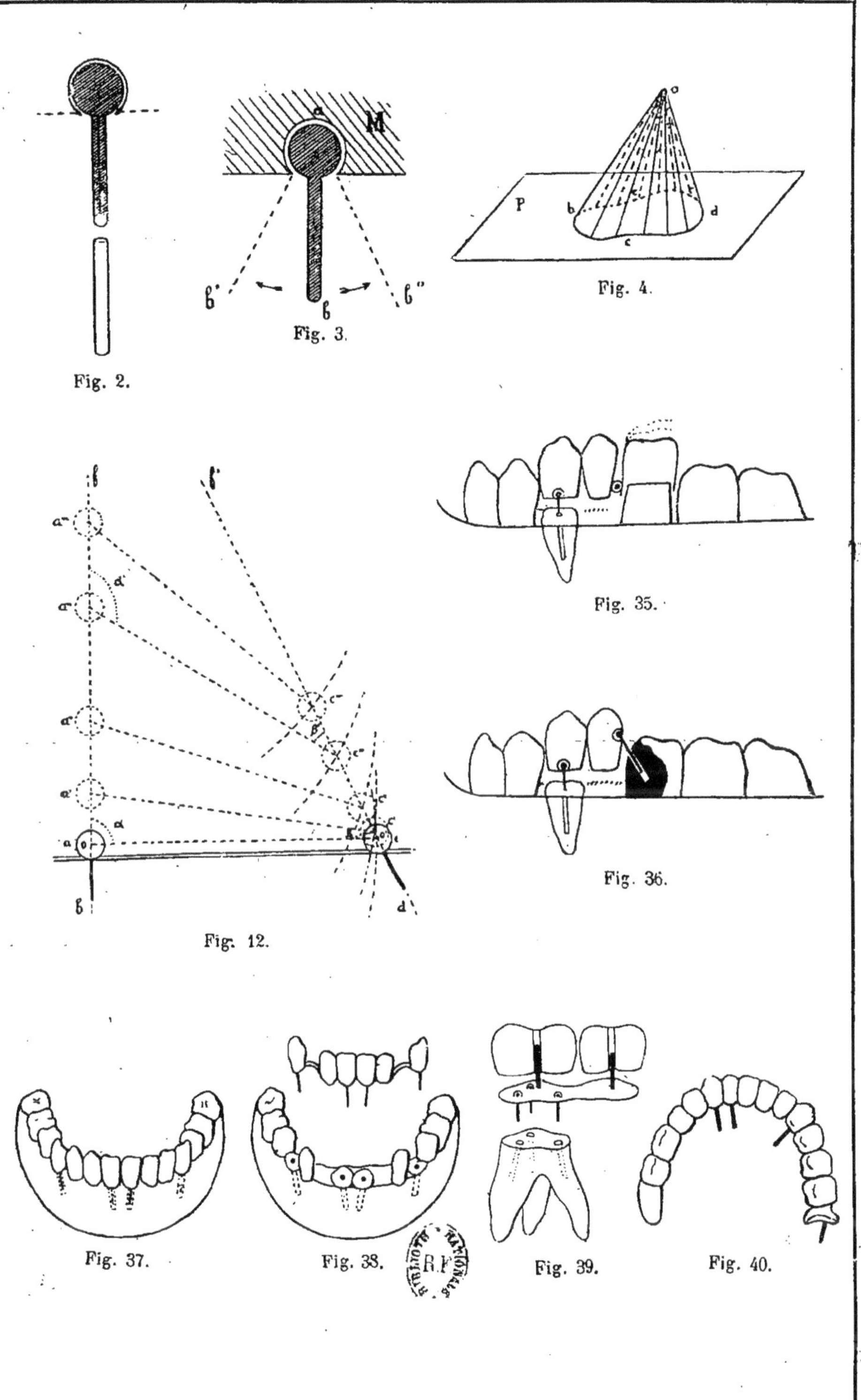

Fig. 2.

Fig. 3.

Fig. 4.

Fig. 12.

Fig. 35.

Fig. 36.

Fig. 37.

Fig. 38.

Fig. 39.

Fig. 40.

PIVOT A ROTULE

Le pivot à rotule de M. Ed. Touvet-Fanton, professeur à l'École dentaire de Paris, est un pivot cylindrique terminé à l'une de ses extrémités par une sphère pleine.

Cette minuscule sphère pleine s'emboîte elle-même dans une sphère creuse de rayon un peu supérieur ($2^{mm},4$) laissée incomplètement close à sa partie inférieure (fig. 2 et 3) (planche V).

Ce mode de construction permet à la sphère pleine de rouler à frottement dur dans la sphère creuse. C'est cette dernière que l'on fixe à la plaque en ayant soin de ne pas faire déborder la soudure afin de ne pas immobiliser les mouvements de la sphère pleine qui forme une *articulation en tous sens* (fig. 4). Cette fixation à la plaque peut être faite dans son épaisseur ou même complètement au-dessous d'elle, et ne peut par conséquent gêner l'articulation, quelque basse qu'elle soit.

Le pivot se place dans une gaine en platine, et, afin d'obtenir un frottement suffisant et de parer à l'usure, il est formé de deux demi-joncs soudés à l'extrémité voisine de la rotule et que l'on peut écarter à volonté.

Le pivot et la gaine sont lisses.

Comme pour le pivot Godard, il est joint un pivot et une gaine en cuivre que l'on utilise au moment de la prise d'empreinte.

Il s'emploie particulièrement dans les bridges mobiles où il « dispense du parallélisme », lorsqu'il existe plusieurs pivots, grâce à la mobilité que son articulation donne au bridge sur ses soutiens.

Cette dispense est ainsi résolue mathématiquement par la possibilité (fig. 12) de « déplacer une droite de longueur fixe (le pont *OO*) sur deux autres droites quelconques de position donnée (les axes *bf*, *df'* des tubes scellés dans les racines) » : les articulations à rotule permettant la transformation des angles.

Mais, en dehors du bridge mobile, le pivot à rotule peut servir de sérieux élément de soutien aux appareils à plaque.

Il peut également servir, en étant scellé, à faciliter le placement des bridges fixes.

Enfin, on peut l'utiliser également avec les appareils en caoutchouc lorsqu'on emploie les pivots comme moyen de rétention.

Applications (1).

Le pivot à rotule pourra être appliqué évidemment partout où l'on pourra placer un tube pour le recevoir; dans les racines, dans les couronnes, le long des parois de celles-ci; mais, en outre, il pourra occuper des directions et des plans différents.

Bien que cela nous semble créer une difficulté inutile, rien ne m'empêcherait d'ailleurs de placer les pivots à rotule sur les appareils dont les tubes auraient été placés dans la bouche au moyen des appareils à parallélisme quelconques, afin, tout en facilitant l'application de nombreux pivots, de conserver aux organes leur jeu physiologique.

Nous avons vu que nous avons à notre disposition des pivots à rotule extrêmement réduits, spécialement construits pour les appareils à pont; nous pourrions à *l'occasion* employer des rotules de dimensions plus fortes.

De plus, nous avons vu qu'on peut les composer selon

(1) Extrait de l'étude publiée par M. Ed. Touvet-Fanton, publication de *L'Odontologie* 1901 au sujet du pivot à rotule, chapitre IV, page 39, et de *L'Odontologie* du 15 juillet 1904.

PLANCHE V bis

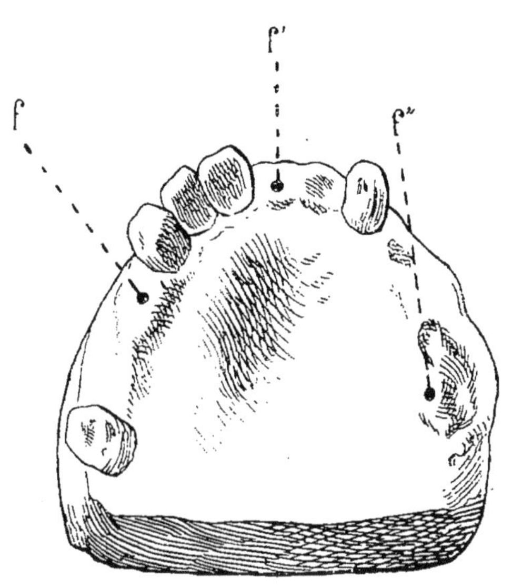

Fig. 41.

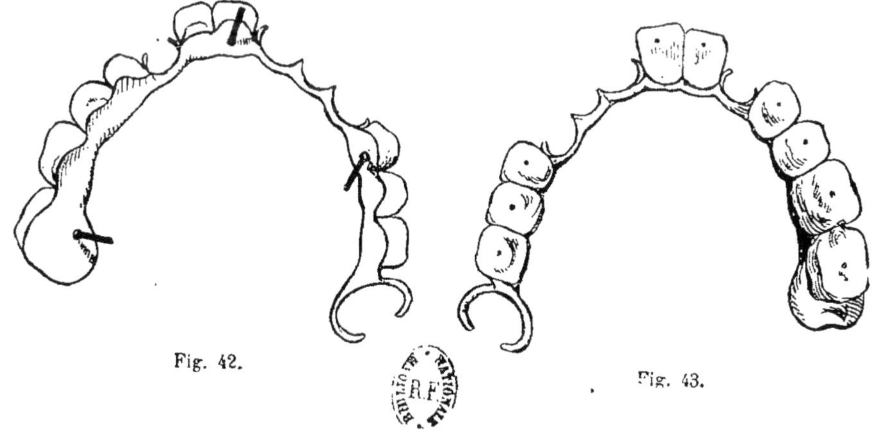

Fig. 42.

Fig. 43.

le besoin en pivots à mortaise, à glissière ou à tunnel.

On peut aussi, en supprimant la presque totalité de la tige du pivot, employer la rotule seule, comme charnière agissant en tout sens : unie à une coiffe par exemple (fig. 35) (planche V).

On pourrait, au besoin, *renverser* dans sa construction les éléments qui le composent, en faisant de la tête la partie fixe soudée sous l'appareil, et de la capsule mobile soudée au pivot.

On peut enfin appliquer les pivots à rotule sur les appareils de vulcanite, soit en introduisant un pivot à tête dans le caoutchouc, dont la masse formerait la capsule, bien que le moyen soit peu précis, soit plus exactement en y emprisonnant le pivot complet.

On voit combien est large le champ où le principe de ce procédé peut trouver application en général.

Il trouve en particulier cette application :

1° Dans la confection des appareils à pont (voyez fig. 35 à 44 quelques exemples de cas où l'appareil a été utilisé (1);

2° Comme moyen de rétention des appareils *quelconques;* avec plaques; avec combinaison facultative d'ailettes et d'anneaux (V. fig. 42 et 43) (planche V^{bis});

3° Dans la réparation des appareils quelconques munis de pivots fixes soit isolés, soit multiples, dans les cas où l'un de ceux-ci aurait besoin d'être remplacé et où l'on pourrait se passer de la direction exacte de ce dernier (application des pivots à rotule aux tubes parallèles);

4° Comme moyen de rétention dans les appareils de restauration plus étendue *intéressant les maxillaires,* soit comme pivot à rotule simple, soit composé.

(1) Appareils présentés sur les sujets à la Société d'Odontologie (séance du juillet 1901 et du 9 avril 1904.)

PIVOT RAYÉ

Le pivot *rayé*, employé le plus couramment, est par excellence celui de Godard. Il se compose d'un pivot or avec gaine en platine et d'un pivot provisoire en cuivre avec gaine cuivre.

Ce pivot est fendu et se compose de deux demi-joncs or accolés, il représente un cylindre cannelé terminé par un cône à son extrémité radiculaire, et une surface plane ou sphérique à son extrémité coronaire qui porte en outre un cran d'arrêt pour s'opposer à l'échappement de la gaine. Ce pivot existe en différentes grosseurs.

La gaine est en platine. C'est un cylindre creux rayé intérieurement, dont les stries ou rayures correspondent par leur dépression aux stries pleines du pivot, elle possède des crans d'arrêt extérieurs pour pouvoir être fixés dans le canal de la racine. On peut souder une plaquette à l'extrémité apicale de la gaine, de façon à la fermer pour éviter que le ciment n'y pénètre, ou la laisser libre si on désire soigner la racine. On peut encore mettre une gouttelette de cire à l'extrémité de la gaine pour empêcher la matière fixatrice d'y pénétrer.

Le pivot or est accompagné d'un pivot et d'une gaine en cuivre de structure identique, la gaine en cuivre étant provisoire est pourvue extérieurement de cannelures lisses.

Mode d'emploi. — Après avoir préparé la racine, on fixe la gaine en platine soit au ciment, soit à l'amalgame. Avant de prendre l'empreinte comme pour la dent à pivot simple, on place dans la gaine le pivot en cuivre, l'empreinte prise, avant de la couler, on place sur le pivot la gaine en cuivre. On se sert du pivot en cuivre pour éviter de déformer le pivot or qui est définitif.

PLANCHE VI

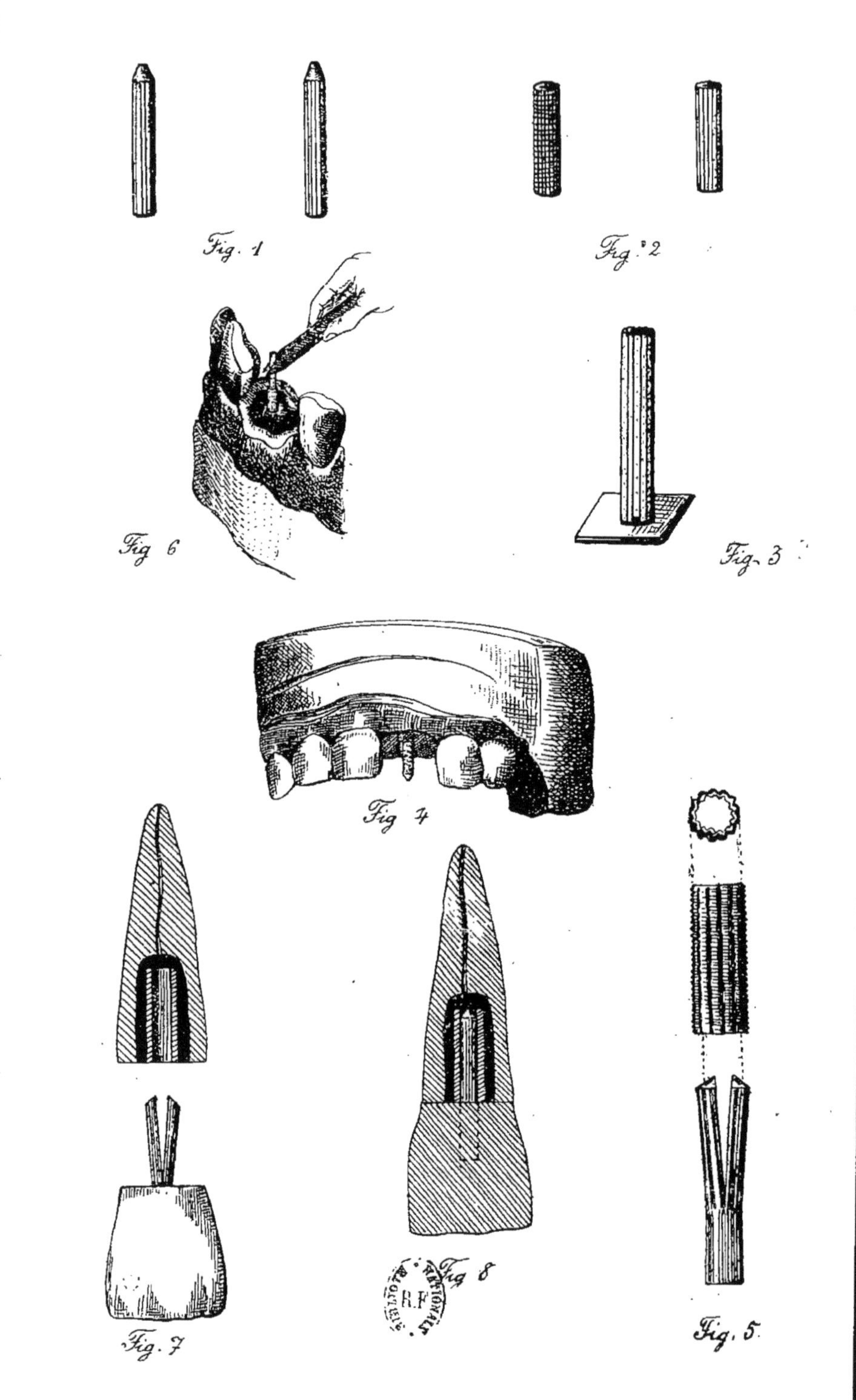

Ceci fait, on coule le modèle, et une fois séparé du godiva on retrouve la gaine fixée dans le plâtre, c'est sur cette gaine que l'on montera entièrement la dent à pivot, le pivot or remplacera le pivot cuivre, devenu inutile, une fois le modèle coulé.

On procède pour la confection de cette couronne comme pour la dent à pivot simple, toutes les formes de dents peuvent être employées. En écartant très peu les demi-joncs, on fait rentrer le pivot à frottement dur dans la gaine tout en rendant possible l'enlèvement de la dent.

Avantages. — En dehors des rainures qui assurent la position de la dent à pivot, ce système présente l'avantage d'être nettoyé facilement, et par la gaine, la racine soignée, s'il en est besoin, après la pose de la dent.

PIVOT TARAUDÉ

Il existe deux filières à tarauder : l'une simple (fig. 1), l'autre avec coussinets (fig. 2) (planche VII).

La filière *simple* ne peut prendre que des pivots de la grosseur du trou, et ses spires sont peu accentuées.

Dans la filière à *tarauder avec coussinets*, les coussinets (A) sont susceptibles, grâce à une vis (B) placée à une des extrémités de l'appareil, de se déplacer (C), ce qui permet de recevoir un pivot de forte dimension. Plus on serre la vis, plus les spires sont accentuées.

Avec cette filière, on emploie le jeu de tarauds en acier.

Le taraud (fig. 3) a une forme conique qui permet de retirer facilement la gaine. Il est creusé de trois rainures latérales (fig. 4) situées à égale distance par où s'échappent les limailles. Ces tarauds sont de différentes grosseurs et portent près de la tête un numéro qui correspond à celui marqué sur chaque coussinet.

La tête (*D*) est de forme carrée pour recevoir une clef. A défaut de clef, on place le taraud dans l'étau et l'on tourne la filière autour de ce taraud.

Les chiffres (*E*) placés sur la filière au-dessus des coussinets servent à donner le diamètre en millimètres de chaque taraud.

Le pivot taraudé est un cylindre plein sur lequel on a fait un pas de vis avec la filière à tarauder. Ceci fait, il sert de taraud.

Il a pour but d'aider à la confection de la gaine qui formera l'écrou, et aura ou non un pas de vis à l'intérieur. A défaut de gaine métallique fixée dans la racine, pour les dents naturelles, c'est la couronne de la dent qui formera la gaine. Dans ce cas, on taraude la racine.

PLANCHE VII

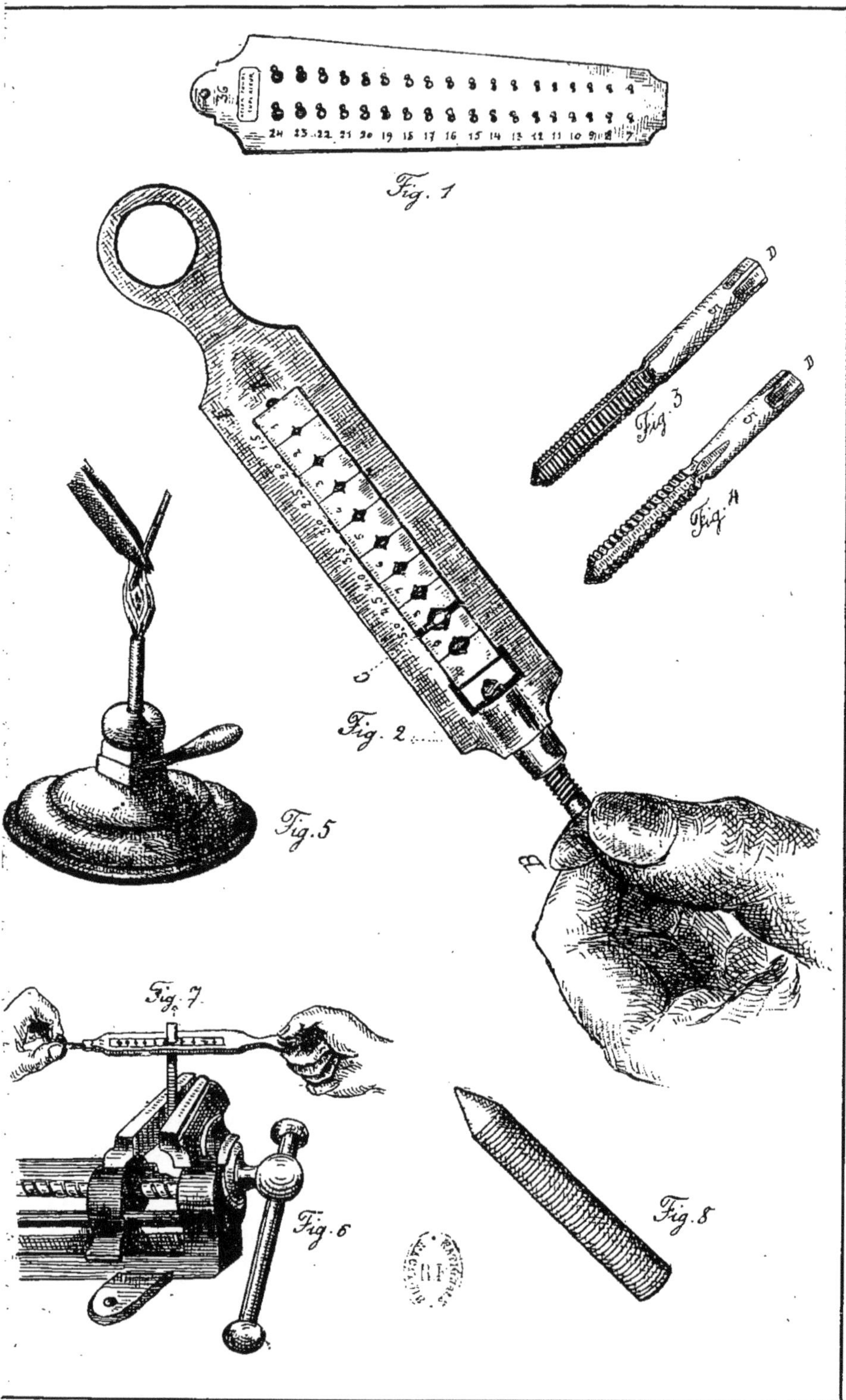

Ce pivot s'emploie généralement avec les dents naturelles.

Pour faire un pivot taraudé, on prend un fil plus gros que le pivot simple, de telle sorte qu'une fois les entailles faites, la vis atteigne la grosseur du canal.

Ce pivot doit être en or ou de préférence en platine dur, de manière que les spires de la vis soient très résistantes.

On fait une pointe, et, après avoir recuit (fig. 5) (planche VII) et huilé le métal, on place le fil dans l'étau (fig. 6) en maintenant la filière des deux mains; on la passe ensuite autour du fil en commençant par le trou le plus gros (fig. 7).

On donne deux ou trois tours, puis on revient en arrière, en desserrant légèrement la vis placée à l'extrémité de la filière à coussinets, on recommence et l'on passe ensuite dans le trou suivant, en continuant ainsi jusqu'à ce que le pas de vis soit bien marqué et que l'on ait obtenu la grosseur désirée. La figure 8 montre le pivot taraudé prêt à être posé.

Pour bien tarauder un pivot, il faut aller lentement, progressivement, passer et repasser le fil plusieurs fois dans le même trou, de façon à faire une vis solide et résistante.

GAINE RONDE TARAUDÉE EXTÉRIEUREMENT

Pour préparer une gaine taraudée extérieurement, on confectionne un cylindre d'or dont le diamètre intérieur correspond au diamètre extérieur du pivot, puis on fait un pas de vis sur sa surface externe.

Pour cela, on choisit un petit mandrin (fig. 1) (planche VIII) en acier du diamètre du pivot, on enroule sur ce mandrin, dans le sens de la hauteur, une bande d'or (fig. 2) longue, étroite et épaisse d'environ $0^{m},001$.

Ensuite, on passe le tout dans la filière ronde jusqu'à ce que les bords libres se rejoignent exactement (fig. 3).

On enlève le mandrin (fig. 4), et l'on soude la jointure (fig. 5), on replace le mandrin dans la gaine et l'on passe le tout successivement dans divers trous de la filière (fig. 6) jusqu'à ce que le cylindre ait atteint le diamètre voulu.

Ceci fait, il reste à exécuter un pas de vis sur sa surface, pour cela on commence par étirer la gaine (fig. 7), à l'une de ses extrémités, en une pointe effilée; puis, après l'avoir huilée, on l'introduit garnie de son mandrin dans un trou de la filière à tarauder (fig. 8) en commençant par un trou un peu plus grand que celui que l'on désire définitivement, et l'on fait le pas de vis comme d'habitude.

On passe ensuite dans un trou plus étroit pour arriver en dernier lieu au trou définitif; on obtient alors une gaine lisse intérieurement et taraudée extérieurement, c'est-à-dire présentant un pas de vis (fig. 9).

On peut aussi avoir une gaine taraudée intérieurement dans la racine (fig. 10) et un pivot taraudé (fig. 11), c'est-à-dire présentant un pas de vis pour cette gaine. Mais, dans ce cas, le pivot ne tiendrait pas à la dent (fig. 12) et ne se visserait qu'une fois la dent en place (fig. 13). C'est un genre spécial peu employé.

PLANCHE VIII

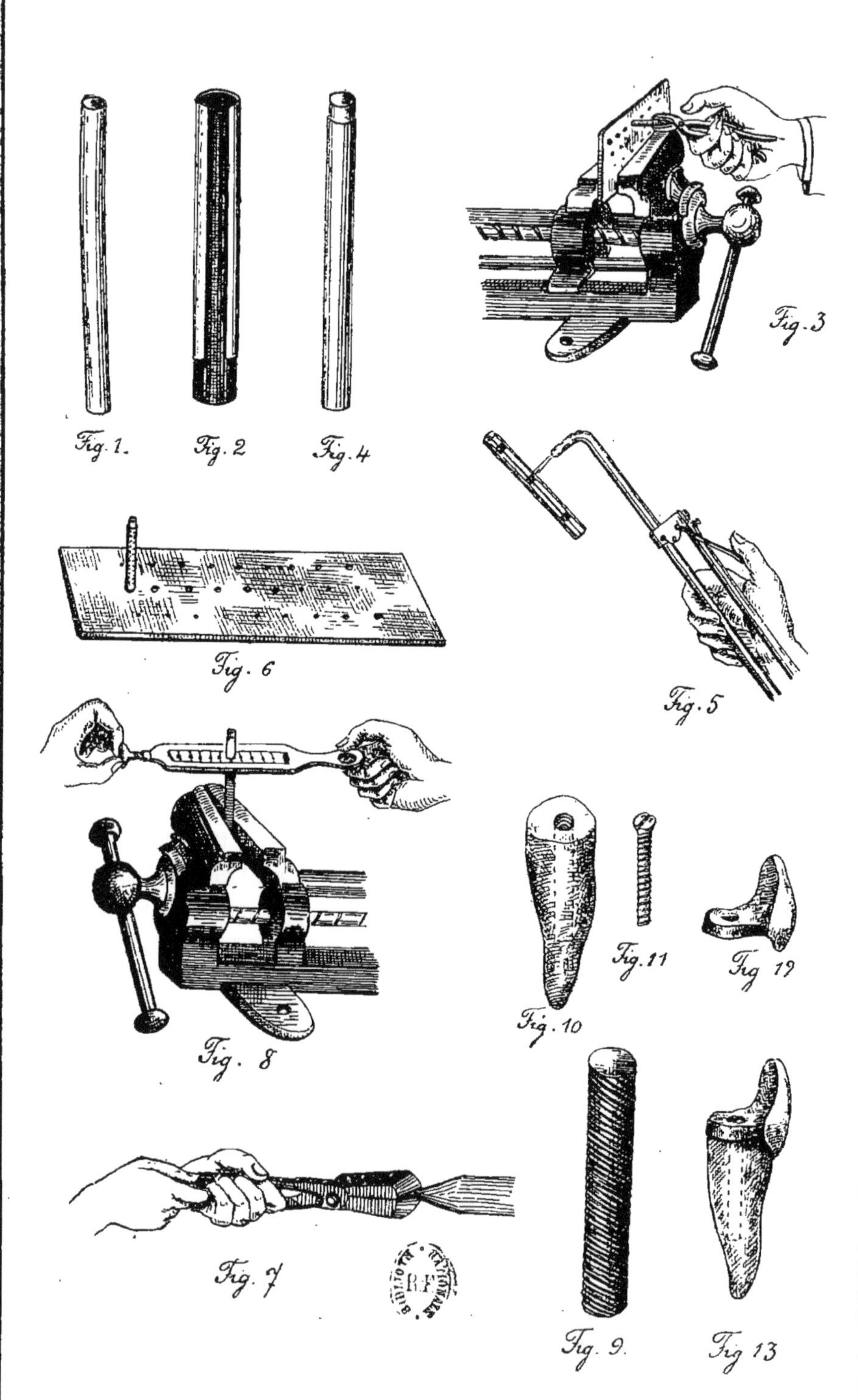

PIVOTS DE BOIS

Les pivots de bois ne s'emploient plus guère que pour les dents naturelles (fig. 1) (planche IX), ou avec les dents qui leur sont spécialement destinées (fig. 2, 3); on taraude la dent naturelle (fig. 4), et l'on filète le pivot de bois (fig. 5), de manière à lui imprimer un pas de vis qui se visse dans la dent (fig. 6). La partie pénétrant dans la racine (fig. 7) se trouve gonflée par la salive, ce qui lui donne la fixité nécessaire.

On peut se servir de pivots en noyer français, que l'on est obligé de faire soi-même, ou bien de prendre ceux d'Hickory (fig. 8), qu'on rencontre tout faits chez les fournisseurs.

Les pivots tout en bois, même très épais, ont l'inconvénient de se rompre ou de se ployer sous l'effort de la mastication. Il est donc préférable de les employer conjointement avec le pivot métallique que l'on place dans le centre du pivot de bois (fig. 9), ce qui donne plus de résistance à ce dernier.

Dans ce dernier cas, le pivot de bois sert de gaine et est maintenu dans la racine par suite du gonflement occasionné par la salive. La figure 10 montre la dent naturelle fixée sur la racine. La figure 11 montre des dents spéciales fixées par des pivots de bois.

Paul Dubois, dans son *Aide-mémoire du Chirurgien-dentiste* (Thérapeutique de la Carie dentaire), dit qu'avec les pivots de bois les dents à tube peuvent servir, mais les dents préparées pour cet usage seront préférées; les dents naturelles peuvent être employées avec avantage. Le pivot de bois sera plus fort que les pivots métalliques. Le bois à pivot, ayant macéré dans de la paraffine dissoute dans du pétrole, est plus incorruptible; dans le même but, on peut le tremper dans de la créosote. Lorsque la hauteur manque, lorsque l'articulation est très gênante, on délaissera ce système.

Inconvénients. — Le pivot de bois est peu résistant et se rompt facilement; sous l'action de la salive il se gonfle et risque de faire éclater la racine; de plus le bois souillé par le contact de la salive devient septique et détermine l'infection du canal, et par la suite provoque de la périostite.

PLANCHE IX

Fig 8
Fig. 7
Fig. 6
Fig. 5
Fig. 11
Fig. 9
Fig. 2
Fig. 4
Fig. 3
Fig. 1
Fig. 3
Fig. 10

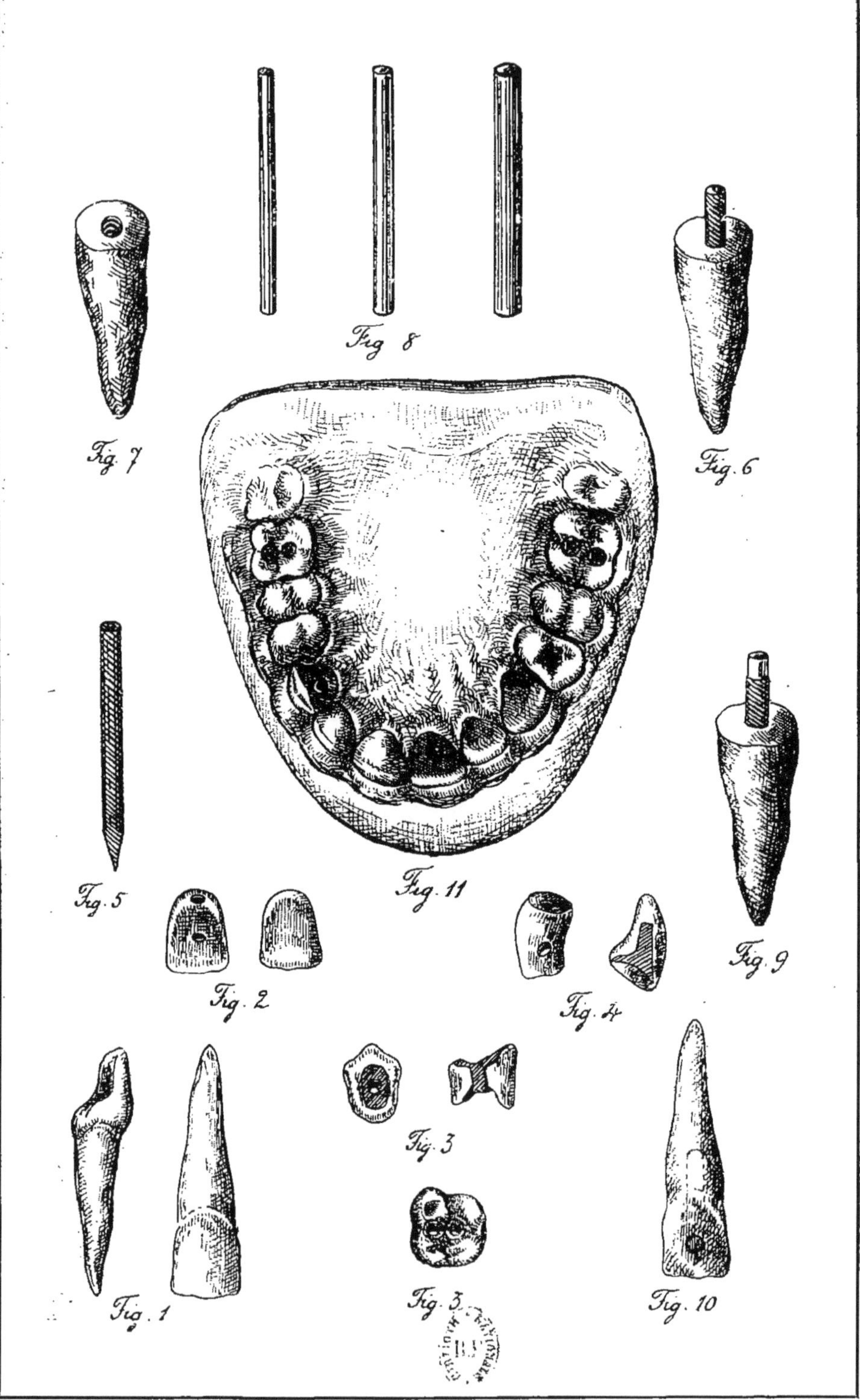

PIVOT RIVÉ

Le *pivot rivé* est un pivot soudé par une de ses extrémités à la plaquette radicale, d'une part, et rivé, d'autre part, sur la face linguale de la dent.

C'est généralement un pivot rond en or vert (fig. 1) (planche X), du diamètre du conduit que l'on a percé dans la dent naturelle, ou de celui de la dent à tube, plutôt plus fort, de façon qu'il rentre à frottement dur.

Il peut être employé avec les dents à tube (fig. 2), mais on s'en sert de préférence avec les dents naturelles.

D'une manière générale, pour faire un rivet, il faut que l'objet à river soit appuyé sur une masse résistante, c'est-à-dire plus dure que l'objet à river.

Il y a deux manières de river une dent sur une goupille :

1° En plaçant le pivot dans le trou de la bigorne préposée à cet usage;

2° En plaçant le pivot dans une pince à coulant.

A. *Rivure sur la bigorne* (fig. 3).

La face externe de la bigorne étant percée intentionnellement pour river, dans le trou *ad hoc* on place la dent que l'on maintient avec le pouce et le médium de la main gauche (A). L'index est placé sur la face labiale de la dent, de façon à la maintenir, et les autres doigts sont appuyés sur la bigorne (B). On prend alors entre le pouce et l'index de la main droite (C) un rivoir d'acier à pointe aiguë, puis, posant l'avant-bras sur l'établi, on maintient le rivoir de telle sorte que, par le libre jeu du poignet, sa pointe revienne constamment à $0^{m},002$ de la goupille à river.

L'aide frappe (E) sur la tête du rivoir avec un petit marteau (côté panne) à manche de baleine.

La rivure étant bien étalée, on finit comme d'habitude.

B. *Rivure à la pince* (fig. 4) (planche X).

On place le pivot de la dent à river dans une pince à coulant à mors mousses, lesquels sont creusés à leur partie médiane d'une rainure qui contiendra le pivot. L'extrémité inférieure de la pince repose sur l'établi, et les branches sont maintenues par les trois derniers doigts de la main gauche (F), tandis que la plaquette de la dent est disposée sur les mors (G) et que l'on tient la dent entre le pouce et l'index. Avec la main droite (H) on maintient le rivoir pendant qu'un aide frappe à coups égaux ou forme une tête (I) avec le métal.

Remarque. — Dans certains cas d'articulation basse, il devient très difficile de monter les dents à tube par le procédé précédemment décrit, qu'on peut appeler celui du *pivot rivé*. La dent à tube, si l'articulation oblige à la mettre très courte, ne résistera pas le plus souvent au rivage.

L'or ou le platine travaillé par le petit *ciselet* sur lequel un aide frappe pour river, se ramasse sur lui-même et peut même se tordre dans le tube de la dent. Celle-ci résistera d'autant moins qu'elle sera plus courte.

M. Bonnard évite ces accidents en remplaçant le pivot par un tube. Le tube se soude à la plaque comme le pivot ordinaire. La dent est ajustée de la même façon, mais les bords du tube sont rabattus sur la dent à l'aide d'un brunissoir lisse ou cannelé, actionné par le tour de cabinet.

Pour renforcer ce tube, on le bourre avec du ciment ou de l'étain en feuilles; si le tube est en platine, on pourra le bourrer avec de l'amalgame, mais à la condition de protéger la soudure en mettant du ciment au fond.

En cas de fracture de la dent, on fait chauffer le tube, et l'amalgame ou l'étain s'enlèvent facilement à la flamme de la lampe à alcool ou du bec Bunsen, les bords du tube sont

PLANCHE X

Fig 12
i
Fig. 7
Fig 13
Fig. 5.
g
h
Fi. 10
Fig 6
f
Fig. 4
Fig 14
Fig 9
Fig. 15
e
c
Fig.
Fig 11
a
b
d
Fig. 3
Fig 2
Fig. 1
Fig 16

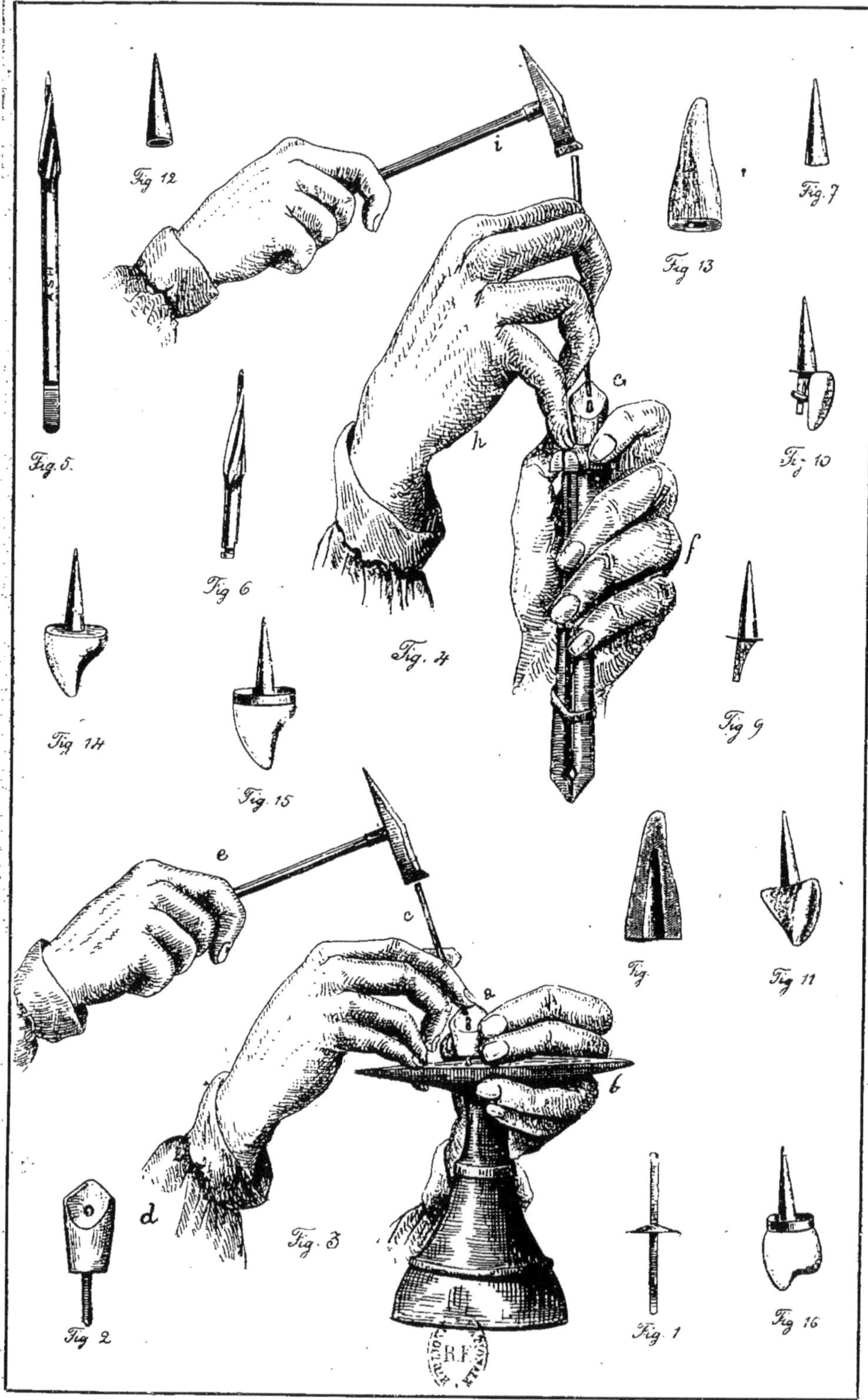

relevés, et une dent neuve peut alors remplacer celle qui est cassée.

Ce système est très simple et très pratique. Il peut rendre service aussi bien dans les dents à pivot à tube, lorsque l'articulation est très basse, que dans les appareils en or avec dents à tube, ainsi que dans les bridges.

PIVOT WALLIS (Ash)

Le pivot Wallis est formé d'une tige de platine conique pleine, légèrement évidée à sa base.

Il offre sur le pivot simple en fil de platine les avantages suivants : sa forme permet de le fixer dans la racine sans la fraiser trop profondément : son diamètre est supérieur à l'endroit où il est soumis à la plus grande pression : sa mise en place dans le canal enduit de ciment est facile; l'emploi du cône évidé permet de retirer le pivot d'une couronne cassée.

Nomenclature des dessins.

1° Foret conique hélice (fig. 5) (planche X).

2° Même modèle pour angle droit (fig. 6).

3° Pivot conique solide en platine (fig. 7).

4° Section de la racine (fig. 8).

5° Pivot limé pour la couronne, avec disque en platine façonné pour recouvrir la racine (fig. 9).

6° Dent plate avec crampons soudés au pivot (fig. 10).

7° Dent renforcée d'or ou de porcelaine (fig. 11).

8° Pivot conique évidé en platine (fig. 12).

9° Racine préparée pour recevoir les couronnes (fig. 13).

10° Couronne à tube avec pivot soudé ou cimenté dans le pivot évidé (fig. 14).

11° et 12° Couronnes montées sur une coiffe à racine de Ash ou Logan (fig. 15 et 16).

DEUXIÈME PARTIE

Différents genres de dents à pivots.

CHAPITRE III

Dents à Pivots.

Ayant donné la description des différents genres de pivots, nous allons maintenant donner la nomenclature des différentes dents à pivot, la manière de les confectionner et leur application.

Les dents à pivot peuvent se faire pour le *maxillaire supérieur* et pour le *maxillaire inférieur* ainsi que pour toutes les dents, mais on les emploie de préférence pour les dents antérieures et les prémolaires, rarement pour les grosses molaires.

DENTS A PIVOT. — *Nomenclature :*

1° **Dent plate ou pleine à pivot simple;**
2° **Dent à pivot d'urgence;**
3° **Dent à pivot dite artistique;**
4° **Dent à pivot avec gaine;**
5° **Dent à pivot avec dent à tube;**
6° **Dent naturelle à pivot de bois et métallique;**

7° **Dent avec bague (Buttner, Richmond);**
8° **Dent diatorique avec pivot maintenu par du caoutchouc;**
9° **Dent plate avec talon porcelaine ajouté;**
10° **Couronnes de Mountford.**

Dents a pivot : *Indications.*

Quel que soit le genre de dents à pivot envisagé, c'est-à-dire qu'il s'agisse de la dent dite « artistique » que l'on confectionne soi-même, ou de la couronne en porcelaine montée sur pivot, invariablement, les pivots métalliques sont, d'une part, fixés à la couronne artificielle et, d'autre part, insérés dans la racine préparée à cet effet dans la bouche.

Dents plates simples a pivot.

Il y a deux procédés principaux pour fixer les pivots aux dents minérales plates : celui d'Harris et le procédé usuel.

Procédé d'Harris. — Ce procédé consiste à ajuster sur la racine une plaquette que l'on soude ensuite à la dent plaquée, puis on perce un trou dans la plaquette radicale pour donner passage au pivot (fig. 1) (planche XI).

Ce système a l'inconvénient, si le canal se trouve rapproché du bord gingival, d'avoir le pivot sous la dent artificielle, ce qui empêche de perforer la plaque.

Il est donc préférable d'avoir recours au procédé usuel (fig. 2).

Procédé usuel. — Ce procédé est décrit page 47 sous la dénomination de dent à pivot « dite artistique ».

Les dents plates sont les dents antérieures (fig. 3). On fait aussi des petites molaires plates à pivot, on peut y souder un ou deux pivots selon les besoins et même faire des grosses molaires plates, mais c'est rare.

PLANCHE XI

Fig. 1
Fig. 3
Fig. 4
Fig. 2
Fig. 5
Fig. 11.
Fig. 9
Fig. 3
Fig. 15
Fig. 12
Fig. 14
Fig. 6
Fig. 7
Fig. 8
Fig. 10

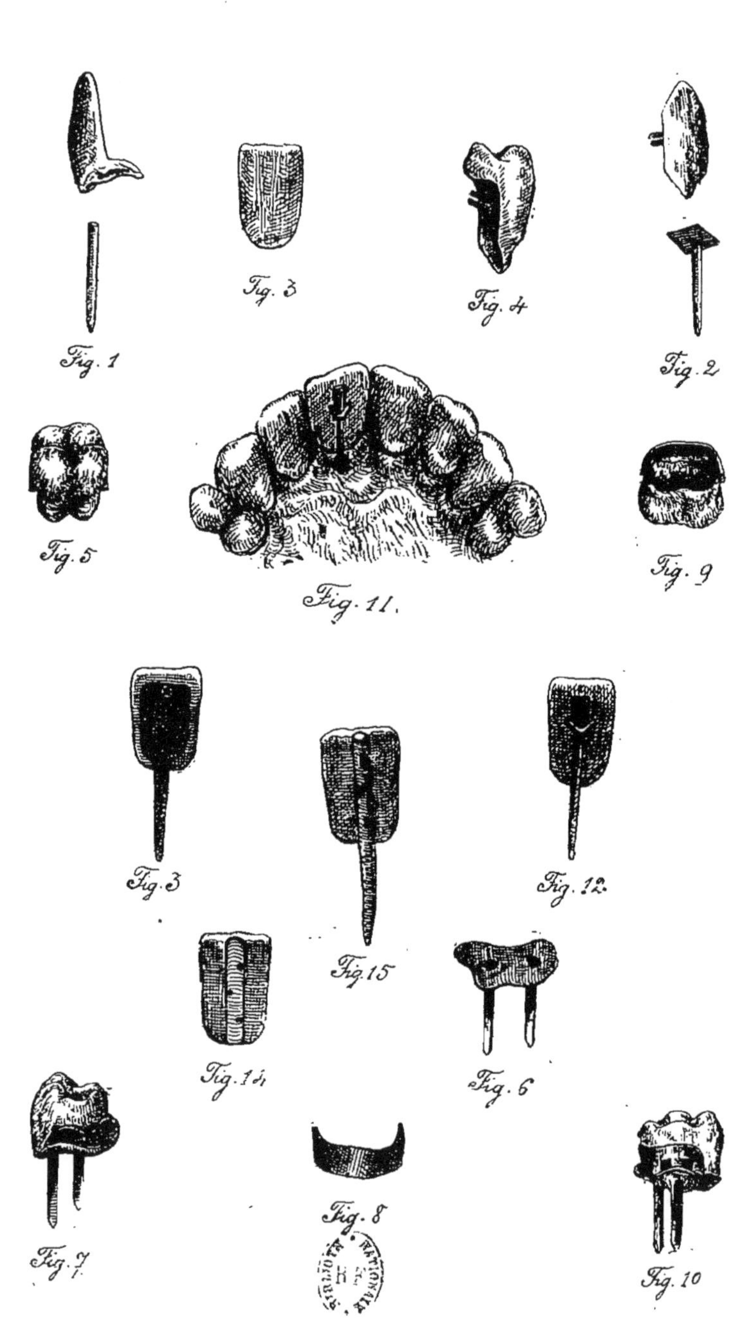

Dents pleines a pivot.

Les dents pleines sont des dents qui dans le groupe des molaires et prémolaires possèdent une face triturante en porcelaine (fig. 4 et 5) (planche XI); on peut les employer pour les dents à pivot, en faisant, comme pour le procédé usuel, la plaquette radicale soit en or ou platine, après laquelle on soude le pivot (fig. 6). On ajuste la dent en tenant compte de l'articulation et selon le mode de fixation. Si c'est avec du caoutchouc, on peut plaquer la dent, souder légèrement et garnir ou fermer une gaine avec de la vulcanite blanche (fig. 7).

Si, au contraire, on la désire complètement en métal, après avoir plaqué la dent on ajuste une plaquette en or vert ou en or fin formant capsule (fig. 8), laquelle est soudée à la plaquette radicale et à la contre-plaque de la dent (fig. 9). On peut aussi former une gaine avec de la soudure (fig. 10), mais ce système est plus long et moins pratique, car, ayant besoin d'une très forte chaleur, on risque de briser la dent en porcelaine. Par la méthode de la cire perdue on peut faire des talons en or avec plus de facilité qu'avec les méthodes précédentes.

Dent a pivot d'urgence.

Pour faire une dent a pivot d'urgence, on peut employer le procédé suivant :

On prend une dent plate correspondant comme forme et teinte à la symétrique, on l'ajuste à la racine et on la fixe en recourbant les crampons sur un pivot platine plus long que le canal radiculaire, environ 0^{m},005 (fig. 11) (planche XI). Puis, après l'avoir essayée, on sectionne la partie du pivot qui dépasse les crampons et on assujettit le tout (crampons et pivot) au moyen de la soudure d'or ou de porcelaine à basse fusion (fig. 12). On fixe ensuite cette dent dans le canal de la racine au moyen de la gutta.

Si on a sous la main une dent Logan, on peut l'adapter à la racine en très peu de temps.

Andrieu employait une gaine en bois qu'il plaçait dans le canal radiculaire, et dans laquelle on introduisait le pivot fileté.

La figure 13 (planche XI) représente une dent plaquée avec pivot soudé à la contre-plaque sans plaquette radicale.

La figure 14 représente une ancienne dent avec rainure en platine et trois griffes.

La figure 15 représente la dent précédente avec pivot fixé dans la rainure au moyen de la soudure.

PLANCHE XII

Fig. 1.
Fig. 2 bis
Fig. 7
Fig. 9
Fig. 2 ter
Fig. 6.
Fig. 8
Fig. 6 bis
Fig. 12.
Fig. 5
Fig. 11
Fig. 10
Fig. 2.
Fig. 3.
Fig. 4.

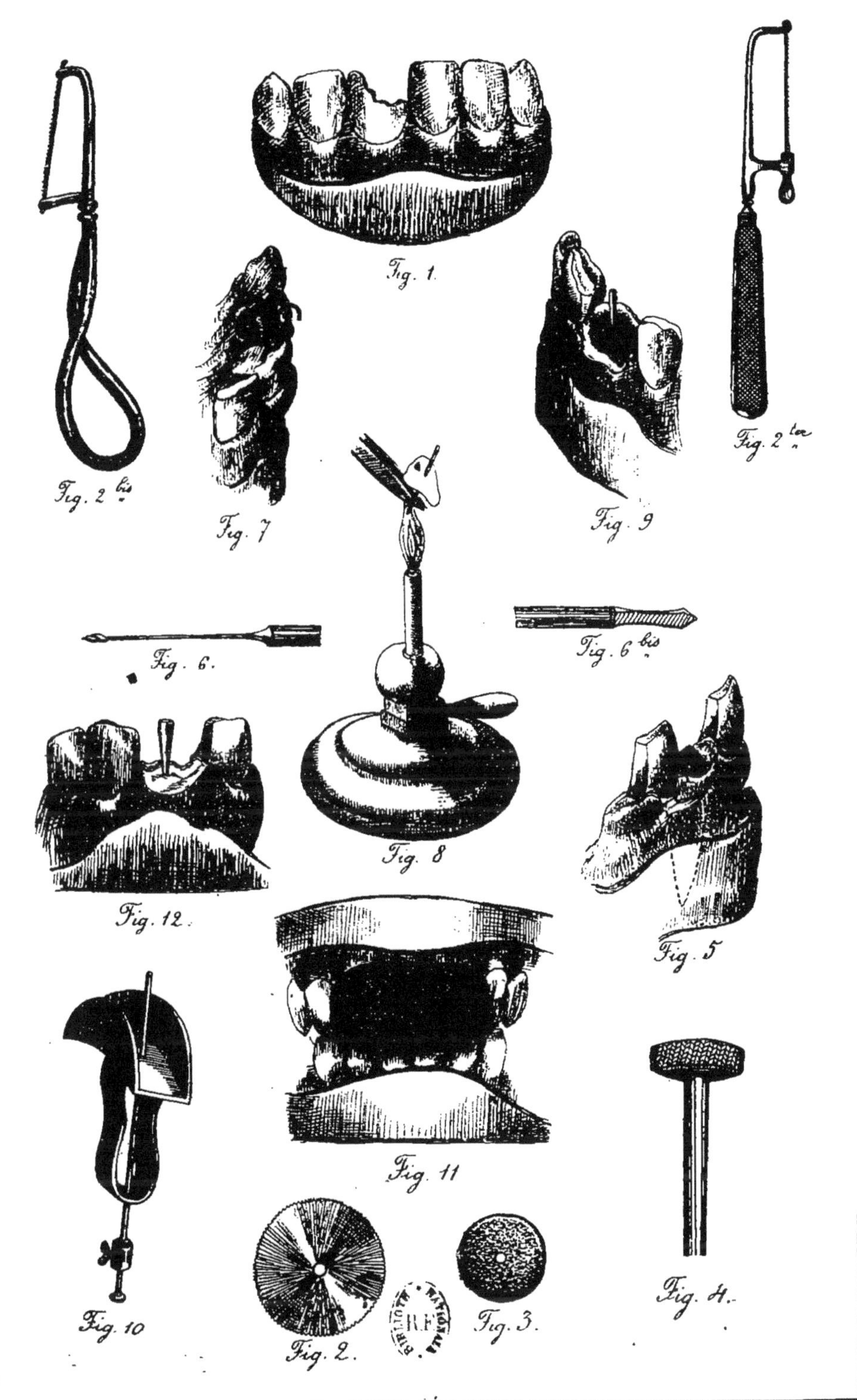

DENT A PIVOT DITE ARTISTIQUE

La dent à pivot s'emploie pour remplacer une des dents antérieures (incisives, canines), ainsi que des prémolaires.

Pour faciliter la description du travail, nous le diviserons en deux phases :

1° La *partie clinique ou opératoire,* comprenant les soins et préparation de la racine et la prise d'empreinte;

2° La *partie laboratoire,* comprenant la confection de la dent à l'atelier.

Partie clinique.

1° Soigner la racine;

2° Réséquer la couronne (fig. 1) (planche XII) au moyen de la pince coupante, sans secousse et graduellement, de façon à éviter de briser la racine. Lorsque parfois il reste une assez forte partie de la couronne, on se sert de scies (fig. 2 *bis* et *ter*) et de meules, soit en corindon (fig. 3), émeri, acier (fig. 4), etc., avec lesquelles on entame les faces labiales et linguales au niveau du collet; on peut encore percer des trous dans la couronne avec des forets et rejoindre ces trous avec des coupe-émail fins;

3° On taille ensuite la racine avec la meule pour lui donner une forme conique (fig. 5), afin d'éviter la rotation, de façon que le sommet du cône vienne coïncider avec l'orifice externe du canal radiculaire en laissant toutefois la muqueuse dépasser de 1 millimètre;

4° Préparer le canal radiculaire sur une longueur de 10 à 12 millimètres et l'élargir pour recevoir le pivot, au moyen des fraises de Gate (fig. 6) et de forets (fig. 6 *bis*) dont le diamètre sera de plus en plus gros jusqu'à ce qu'il atteigne la grosseur désirée.

On choisit ensuite un pivot d'or ou de platine entrant aisément dans le canal.

5° Ajuster sur la racine préparée une plaquette de platine mou dépassant la racine (fig. 7), la perforer, placer le pivot dans le canal radiculaire, coller à la cire dure, mettre en plâtre et souder du côté de la face externe de la plaquette.

On peut aussi, pour éviter de mettre en plâtre, faire rentrer le pivot à force dans la plaquette, ensuite retirer délicatement du modèle pivot et plaquette, puis, tenant l'extrémité du pivot (fig. 8) (planche XII) avec les précelles, on place un paillon de soudure sur la face externe de la plaquette et on soude en plaçant le tout au-dessus de la flamme, comme l'indique la figure 8.

6° Replacer le pivot dans le canal radiculaire, découper la feuille de platine (fig. 9) sur et suivant la forme exacte de la racine qu'elle peut même légèrement *déborder* à la partie postérieure, et laisser *dépasser* le pivot de la plaquette;

7° Après avoir parfaitement ajusté cette plaquette, la laisser en place, prendre l'empreinte au godiva, ou mieux au plâtre.

Au lieu de se servir du porte-empreinte spécial (fig. 10), on peut mettre le godiva ou le plâtre à même dans la bouche et faire mordre (fig. 11) les dents antagonistes. On obtient ainsi simultanément l'empreinte et l'articulation.

On choisit ensuite la nuance de la dent.

8° On peut préparer le pivot et la plaquette au laboratoire, mais, dans ce cas, on prend l'empreinte sur la racine préparée après avoir introduit au préalable un pivot de bois (fig. 12) ou de métal dans le canal radiculaire en recourbant en crochet la partie libre du pivot.

L'empreinte retirée, boucher le canal avec un peu de gutta, pour éviter l'infection.

PLANCHE XIII

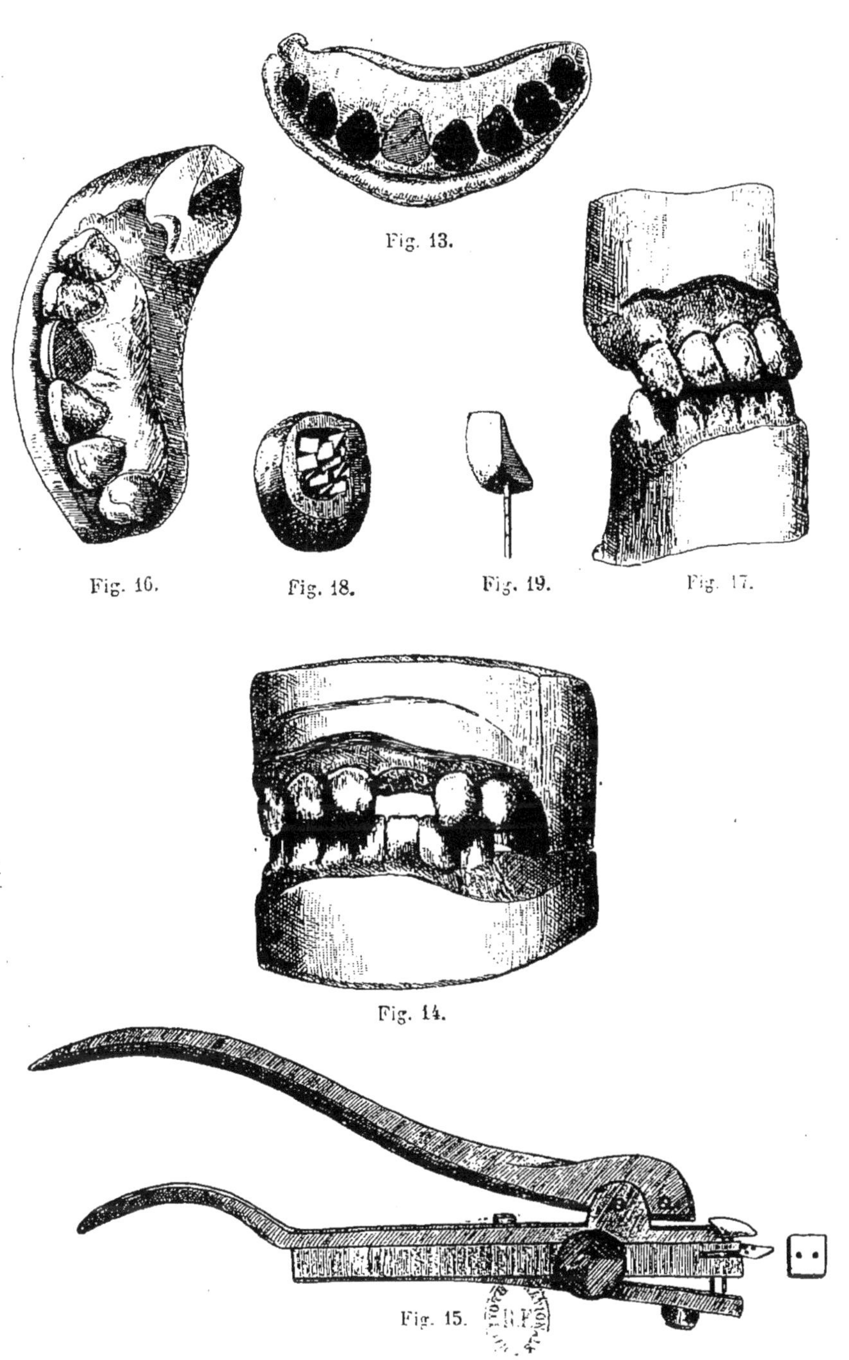

Fig. 13.

Fig. 16. Fig. 18. Fig. 19. Fig. 17.

Fig. 14.

Fig. 15.

Partie laboratoire

1° Avant de couler l'empreinte si elle est au plâtre, mettre dans l'eau de savon; si elle est au godiva, huiler le pivot et couler ensuite (fig. 13) (planche XIII);

2° Détacher l'empreinte comme d'habitude, selon sa composition; si c'est une empreinte restreinte où l'on a fait mordre les dents antagonistes pour avoir l'articulation, on coule le plâtre dans la partie inférieure, puis ensuite dans la partie supérieure, après avoir huilé le plâtre de la partie opposée, de façon à ce que les deux empreintes restent indépendantes;

3° Ajuster la dent au point de vue forme, largeur, etc., d'une façon identique à celle du côté opposé (fig. 14) (planche XIII);

4° Plaquer la dent en se servant de la pince de Young (fig. 15), qui permet de perforer exactement la plaque au degré voulu d'écartement des crampons, ce qui évite ainsi les brisures;

5° Ajuster la dent plaquée (fig. 16) sur la plaquette or, vérifier son emplacement avec l'articulation et laisser un espace (fig. 17) de 1 millimètre entre la dent naturelle et l'artificielle, pour les mouvements de latéralité, puis mettre en plâtre et terre, ou grès, etc.;

6° Souder la dent à la plaquette en mettant la soudure du bord libre de la dent à la partie postérieure de la plaquette (fig. 18), en ayant soin, s'il y a du vide, de le combler, soit avec des feuilles d'or, soit avec des morceaux d'or. Après complet refroidissement, faire dérocher, réparer la soudure et polir;

7° Faire des entailles sur le pivot, afin de rendre plus complète son adhésion avec le ciment (fig. 19);

8° Au cabinet : essayer la dent à pivot complètement terminée et, sauf modifications, la sceller en la mettant à l'abri de la salive.

On peut sceller à la gutta, au ciment liquide, à l'amalgame, à l'étain (dit système américain).

DENT A PIVOT AVEC GAINE

Indépendamment du pivot spécial Godard, nous avons donné dans la description des pivots la manière de construire une gaine métallique de différentes formes. Nous allons maintenant parler de la fixation de cette gaine dans le canal de la racine.

Au préalable, lorsque l'on fait une dent à pivot à gaine, il faut prendre la longueur et le diamètre du canal de la racine, puis construire une gaine si on la fait soi-même, ou la choisir si on la prend toute faite, de façon que le pivot rentre à frottement dur. On fixe ensuite cette gaine munie de son pivot dans la racine en la vissant ou mieux en la maintenant au moyen d'une obturation (ciment, amalgame ou or). Dans le cas où on emploie l'amalgame comme substance d'obturation, il faut avoir recours, pour la gaine, au platine, car l'or serait très rapidement altéré par le mercure.

Faire des encoches sur la paroi externe de la gaine, lesquelles seront dirigées dans le sens de la plaquette radicale, afin de permettre à la substance obturatrice d'y adhérer. Pour une gaine carrée, faire les encoches sur les arêtes.

On laisse dépasser la gaine d'environ 2 millimètres; lorsque l'obturation a durci, on meule la partie dépassant la racine, on introduit dans la gaine le pivot qui la dépassera d'environ 4 millimètres, et l'on prend l'empreinte.

Avant de couler l'empreinte, ne pas oublier de placer sur le pivot la gaine provisoire qui restera dans le modèle et qui est indispensable pour construire logiquement la dent à pivot.

Que le pivot avec gaine soit rond ou carré, simple ou fendu, on le fixe à la dent artificielle de la même manière et comme il a été décrit pages 21, 22 et 23.

PLANCHE XIV

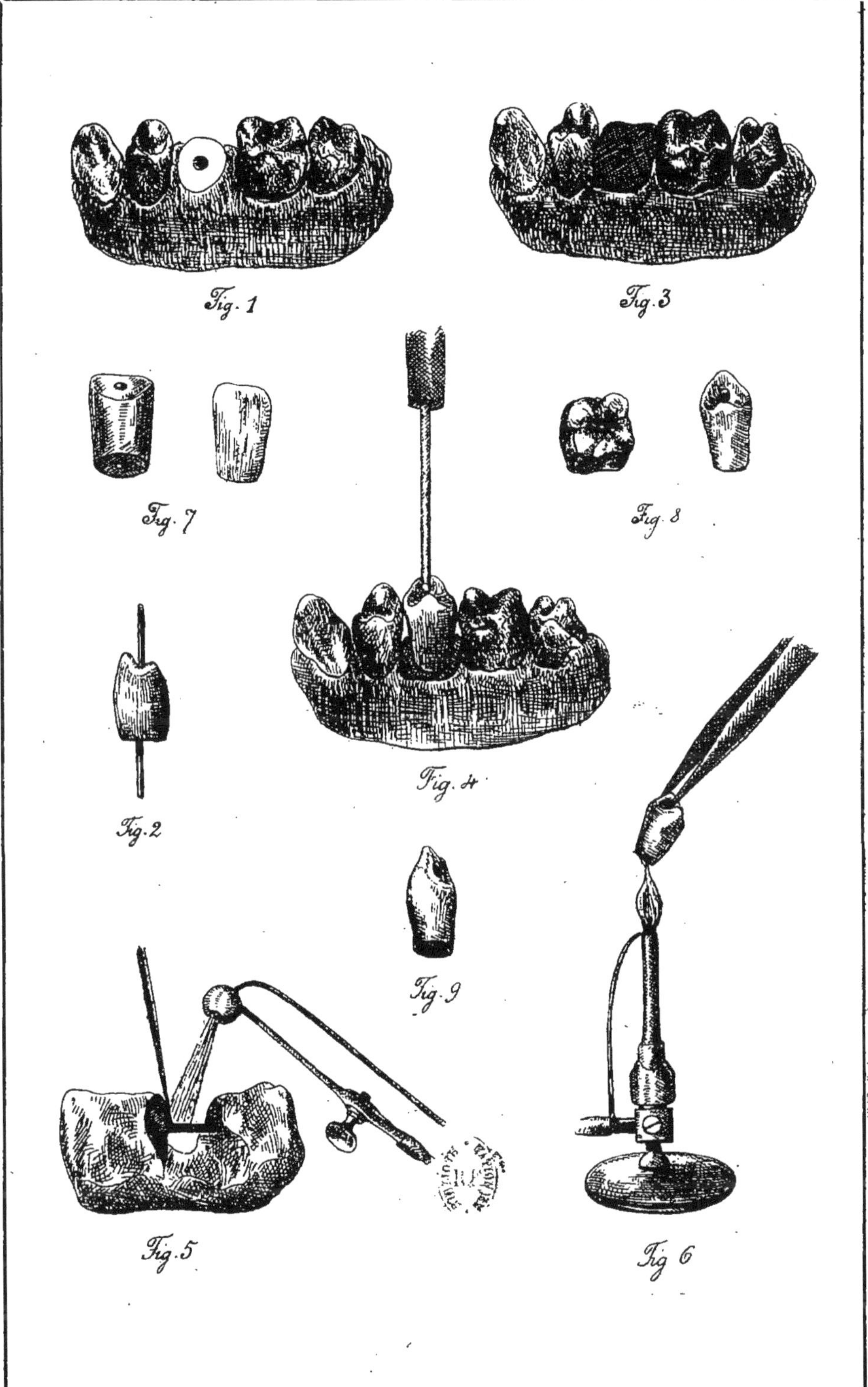

Si l'on se sert d'un pivot fendu (carré ou rond), avoir bien soin de placer la fente de séparation des deux lames dans le sens antéro-postérieur, afin d'éviter les mouvements qui se produiraient pendant la mastication.

Dent a tube.

La dent à tube doit son nom à un canal cylindrique qui la traverse de bout en bout, suivant son axe vertical, et présente deux orifices, l'un à sa base, l'autre à sa partie supérieure.

Il est doublé intérieurement d'un revêtement métallique en platine cuit dans la porcelaine.

La base des dents à tube n'est pas absolument pleine, mais légèrement incurvée.

Confection d'une dent à pivot avec dent à tube.

Pour exécuter une dent à pivot avec dent à tube, on prend :

1° L'empreinte comme pour une dent ordinaire à pivot (fig. 1) (planche XIV). Une fois le modèle obtenu, on prend un fil d'or ou de platine de la grosseur du canal;

2° Choisir un fil d'or du diamètre de la goupille (fig. 2) (*on appelle goupille le fil or qui maintient la dent à tube sur la plaque*);

3° Prendre une petite plaque or 18 carats au 6 d'épaisseur, légèrement plus grande que la surface de la racine (fig. 3);

4° Appliquer cette plaquette sur la racine en la laissant dépasser;

5° Percer un ou plusieurs trous correspondants à la grosseur du canal ou des canaux si l'on met deux pivots;

6° Introduire le ou les pivots dans les trous et souder légèrement à la soudure à 18 carats;

7° Ajuster la dent à tube sur le plâtre en la laissant bien plus longue;

8° Poser la dent à tube sur la plaquette munie de son pivot, bien la maintenir en place et marquer à l'aide d'une pointe passée dans le tube de la dent la direction de la goupille, et l'endroit où elle doit être soudée (fig. 4);

9° Retirer la dent à tube, percer un trou à l'endroit marqué et souder la goupille à la soudure à 16 carats (fig. 5) (planche XIV);

10° Descendre au rouge la dent à tube sur la plaquette, l'ajuster complètement, l'articuler, puis la fixer au soufre. On peut ensuite soit limer les bords de la plaquette au ras de la dent à tube, ou la laisser dépasser pour couvrir la racine si la dent n'est pas assez large pour couvrir elle-même la racine.

Le système ci-dessus indiqué est le plus fréquemment employé, et le pivot et la goupille se soudent séparément. Il arrive parfois, mais c'est bien rare, que le pivot et la goupille se trouvent dans le même axe; dans ce cas, on ne soude qu'une fois en laissant le pivot assez long pour former goupille et y placer la dent à tube.

Pour fixer la dent à la goupille, on enduit l'extrémité coronaire du pivot de soufre fondu (au moment où il est épais et presque filant), puis, avec une précelle, on prend la dent à son bord libre de façon qu'un mors de la précelle pénètre dans le tube, ensuite on la fait chauffer graduellement en la passant lentement au-dessus de la flamme (fig. 6), lorsqu'elle est suffisamment chaude on la place sur la goupille. La dent bien chaude ramollit le soufre, et le tout se trouvant sur le modèle, on appuie fortement la dent sur la plaquette et on l'y maintient dans la plus complète immobilité jusqu'à ce que le soufre se solidifie, ce qui se voit à l'orifice libre du tube.

Il est sous-entendu que la dent, étant presque brûlante, ne peut être maintenue qu'au moyen d'un linge.

On enlève ensuite l'excès de soufre avec une échoppe, puis avec une petite meule fine on meule l'extrémité coronaire du pivot, de façon qu'il ne dépasse pas le tube et vienne se confondre avec lui, semblant ainsi être rivé.

Les couronnes à tube de Ash se travaillent de la même façon (voir leur description p. 79).

Les dents à tube existent pour toutes les dents supérieures et inférieures, elles ont l'avantage, si elles se cassent, de se remplacer facilement en ajustant une autre dent sur l'ancienne goupille or et sans rien retirer.

Elles peuvent s'employer pour les dents à pivot, les bridges, les appareils or, etc., etc.

DENTS NATURELLES

Les dents naturelles se fixent de deux manières sur les pivots métalliques :

1° En taraudant dent et pivot;

2° En rivant le pivot sur la dent.

Dents naturelles a pivot.

Procédé pour poser un pivot taraudé à une dent naturelle, préparation de la dent, ajustement, pose de la dent sur le pivot.

Après avoir retiré le pivot provisoire du modèle, on ajuste la couronne de la dent naturelle que l'on a eu soin de séparer de sa racine au niveau du collet (fig. 1) (planche XV). Il va sans dire que, si l'on a besoin d'une dent d'une longueur plus grande que celle de la couronne dont on dispose, on fera la section au-dessus du collet en empiétant sur la racine (fig. 2).

Pour préparer la dent, on perce sur sa face ajustée (fig. 3) un conduit auquel on aura soin de donner la direction du canal dentaire, et on évitera dans le forage d'arriver jusqu'à l'émail des faces linguales (fig. 4) et labiales, afin que, la dent une fois placée dans la bouche, la salive ne vienne pas souiller la dentine.

On se servira d'un foret ayant un diamètre à peu près égal à celui du taraud qui servira à faire le pas de vis.

Pour tarauder intérieurement la couronne de la dent, on fixe le taraud dans un étau à main (fig. 5), on le visse dans la dent que l'on maintient avec le pouce et l'index de la main gauche.

PLANCHE XV

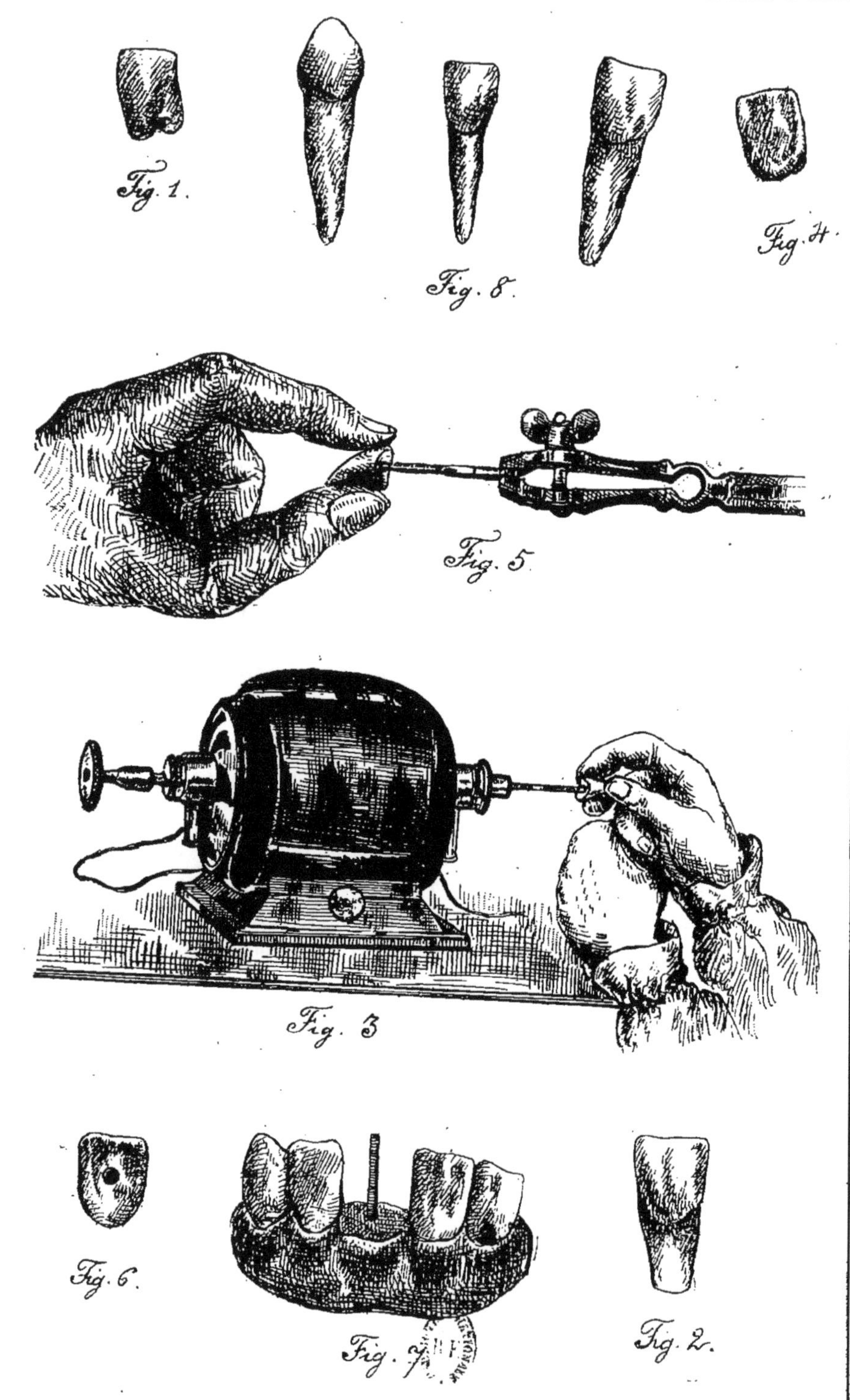

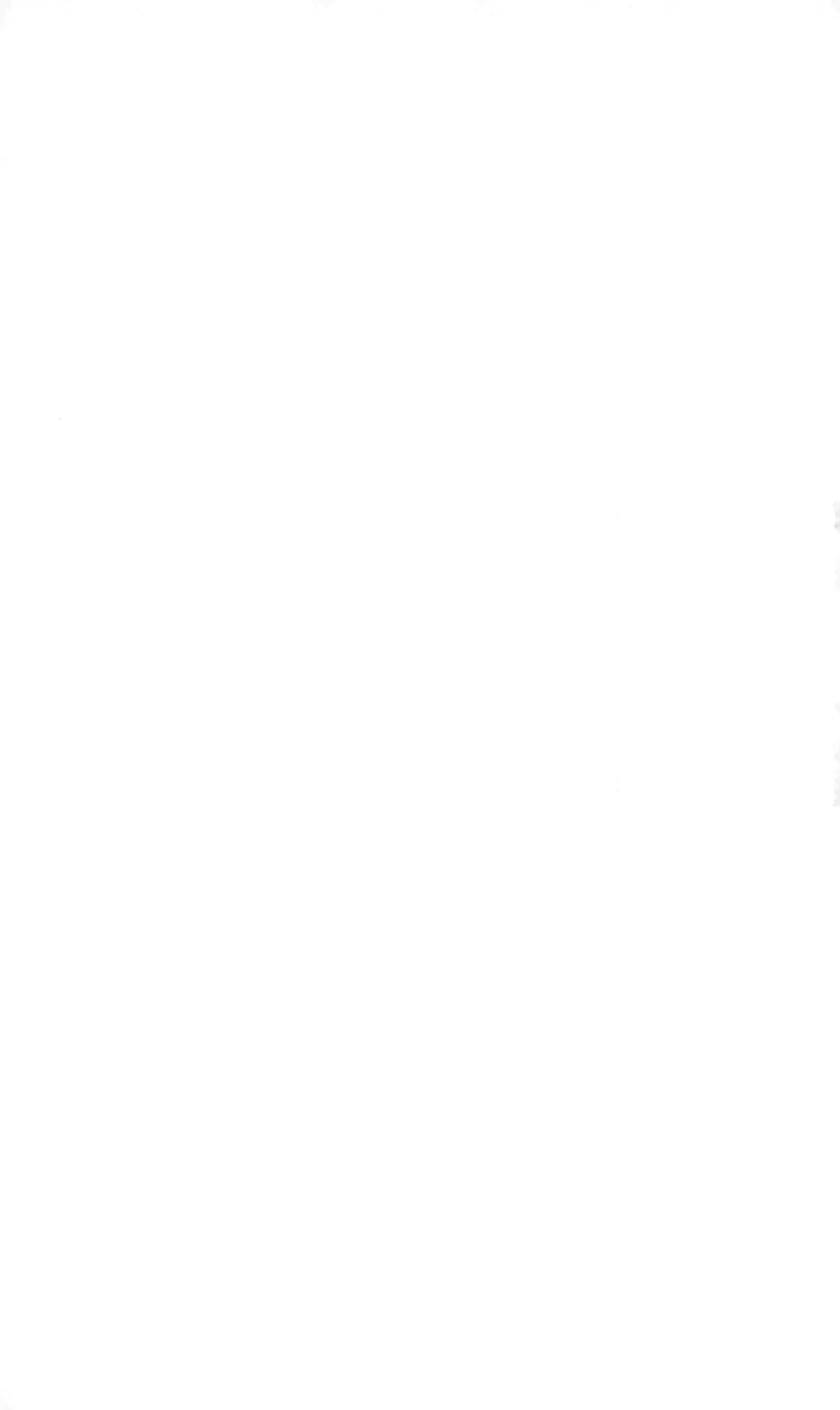

L'opération terminée, il ne reste plus qu'à visser le pivot dans la dent et contrôler l'ajustement de la dent.

Ce procédé est celui recommandé lorsque la dent est longue. Dans le cas de dent courte, il est préférable de river le pivot.

Dents naturelles.

Procédé pour river un pivot à une dent naturelle. Préparation de la dent, ajustement, pose de la dent sur le pivot.

On prépare le pivot et la plaquette radiculaire comme pour les autres dents à pivot. On prépare ensuite la dent naturelle que l'on monte comme d'habitude.

Une fois la dent définitivement ajustée et percée de part en part (fig. 6) (planche XV), comme les dents à tubes, on marque d'après la dent l'emplacement de la goupille au moyen d'un équarrissoir, on perfore la plaquette et l'on soude la goupille (fig. 7). On répare la soudure et l'on place la dent naturelle.

On rive ensuite par le procédé habituel avec une légère variante, en prenant pour point d'appui une pince à coulant à bords mousses avec une rainure médiane dans laquelle on place la partie radiculaire du pivot.

On tient la pince dans la main gauche en la maintenant des deux derniers doigts et en faisant reposer l'extrémité des branches sur l'établi. D'un autre côté, avec le pouce et l'index de la même main, on maintient la dent, tandis que de la main droite on applique sur l'extrémité libre du pivot le rivoir sur lequel un aide frappe à petits coups en ayant soin d'étaler la rivure.

Ce procédé a l'avantage d'être très solide et d'isoler au moyen de la plaquette radiculaire la dent naturelle de la racine, ce qui en évite l'altération.

La figure 8 représente les dents naturelles, incisive centrale, latérale, canine, dents employées le plus fréquemment comme dents à pivot.

DENTS A PIVOT AVEC BAGUE

Les dents que nous venons de décrire sont employées depuis longtemps et le sont encore couramment de nos jours. Cependant, on leur reproche de ne pas protéger suffisamment la racine contre l'envahissement de la salive et des détritus alimentaires qui, à la longue, désorganisent ses tissus (fig. 1) (planche XVI).

Aussi, pour obvier à cet inconvénient, on a imaginé de souder à la plaquette radicale une bague encerclant complètement l'extrémité cervicale de la racine (fig. 2). L'inventeur de ce système est le Dr Richmond, qui leur a laissé d'ailleurs son nom (*Dent Richmond,* fig. 2).

Nous devons cependant ajouter que le Dr Roy, dans une communication qu'il a faite récemment à la Société d'Odontologie, s'est élevé contre la bague, objectant que l'opération du décolletage, qui doit précéder la pose de cette couronne, endommage le ligament alvéolo-dentaire et compromet ainsi la nutrition et, par suite, la résistance à la carie de la racine (*Racine à décolleter,* fig. 4, *et racine décolletée,* fig. 5).

Plusieurs instruments et systèmes ont été créés pour décolleter la racine et la préparer à recevoir la bague.

Paul Dubois décrit dans son *Aide-mémoire,* p. 340, la pince de Bing (fig. 6). Vient ensuite le système Buttner (1), puis plus récemment l'appareil Fretteur de Touvet-Fanton (2).

A défaut des instruments précités, on emploie encore l'appareil de White (fig. 7) ou les ciseaux à émail, et plus particulièrement ceux qu'il désigne sous le nom de *small scalers*

(1) Quatrième partie, c. v, pp. 92, 97.

(2) Quatrième partie, c. v. pp. 103, 105.

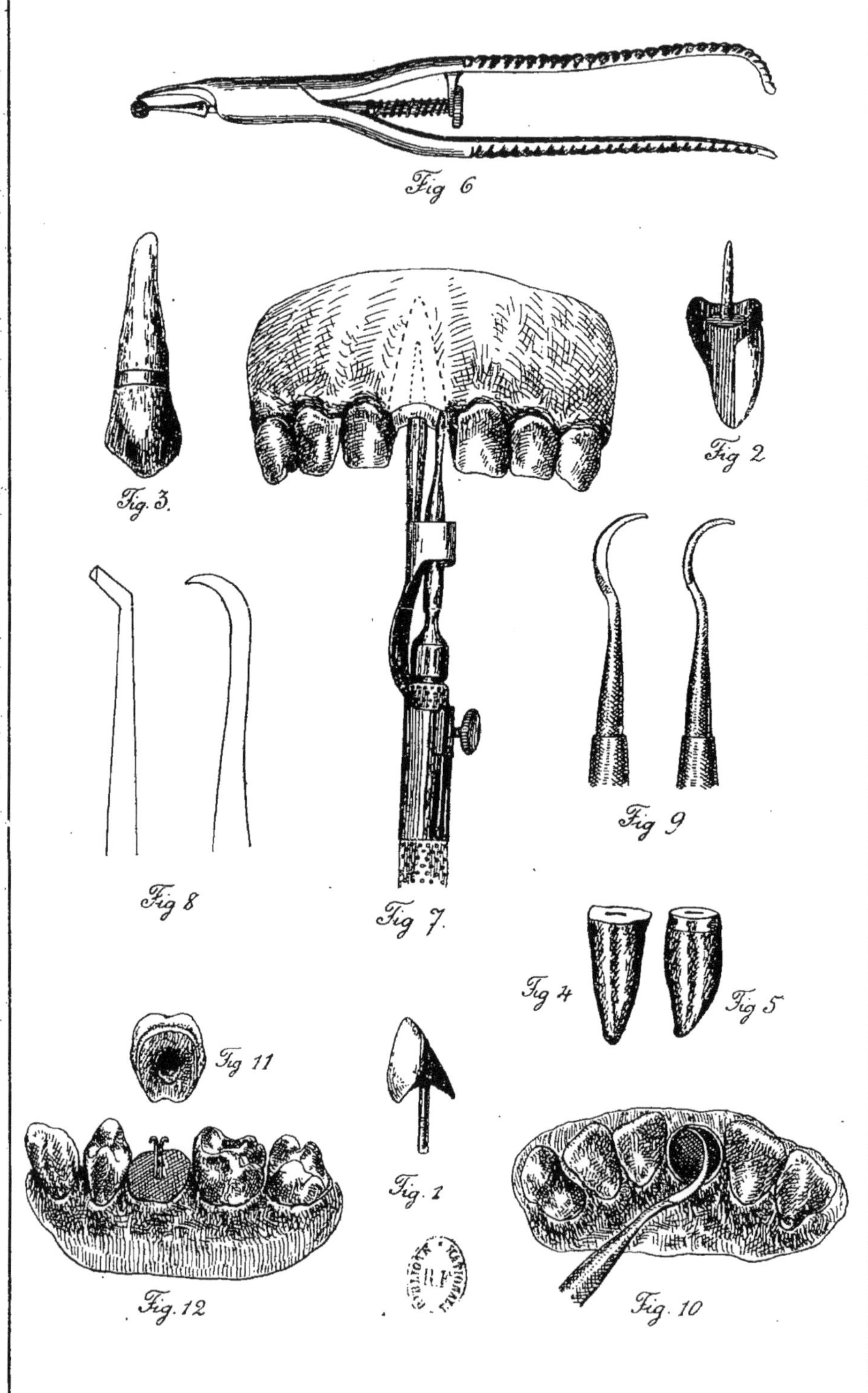
Fig 6
Fig. 3.
Fig 2
Fig 9
Fig 8
Fig 7.
Fig 4
Fig 5
Fig 11
Fig. 1
Fig. 12
Fig. 10

(fig. 8), ou mieux encore les grattoirs de Peeso (fig. 9), qui ont l'avantage de ne pas couper la gencive.

Le canal et l'extrémité cervicale de la racine se préparent comme pour les dents à pivot simple. Seulement, auparavant, il faut avoir eu soin, au moyen des instruments ci-dessus cités, d'enlever la couche d'émail adhérente au collet (fig. 10). Dans le chapitre V, p. 116, nous décrivons le procédé pratique pour l'exécution de la couronne Richmond.

Néanmoins, nous pensons utile d'ajouter les renseignements complémentaires qui suivent :

Le pivot peut être en or ou en platine, et de la forme que l'on désire.

Pour la bague, on peut, à volonté, employer du platine, de l'or fin et même de l'or vert.

Si on donne ou accorde la préférence à l'or, prendre du 22 ou 24 k. (au 4 ou 2 d'épaisseur de la filière française ou 10 du palmer), sa malléabilité permettant une adaptation très exacte.

Pour la plaquette radicale, on peut se servir de l'or ou du platine de même épaisseur que la bague, de façon à mouler exactement la partie cervicale de la racine.

Pour sceller la dent, on garnit le pivot de ciment et on l'introduit dans le canal radiculaire en maintenant fixement la dent jusqu'à temps que le ciment soit dur, puis, avec un brunissoir, on applique la bague sur la racine pour bien la sertir et on enlève l'excès de ciment.

Dans les dents à pivot simple, toute la force est sur le pivot; dans les dents à pivot avec bague, le pivot et la bague se partagent la résistance.

Paul Dubois dit que pour tous les systèmes où une matière obturatrice sert au scellement, il faut ménager un trou de sortie pour l'air emprisonné et l'excédent de la matière. Il mentionne, en outre, que Barr ne se contente pas d'une coiffe, il en place une première très mince, sur laquelle est insérée celle qui porte la dent.

DENT DIATORIQUE AVEC PIVOT MAINTENU PAR DU CAOUTCHOUC

Si, pour une cause quelconque, on est obligé de se servir d'une dent diatorique comme dent à pivot, on peut employer le procédé suivant :

On prend une dent diatorique que l'on choisit dans les formes nouvelles, c'est-à-dire n'ayant pas de perforations latérales (fig. 11) (planche XVI), et on ajuste cette dent en tenant compte de l'articulation. Après son ajustement définitif, on la fixe à la cire collante à la place qu'elle doit occuper, et l'on prend ensuite une clef en plâtre pour garder exactement son emplacement dans les différentes phases quelle traversera.

On prépare ensuite son pivot, que l'on fait comme toujours de la longueur et du diamètre du canal radiculaire, en ayant soin d'aplatir et de courber (fig. 12) la partie qui sera fixée dans le caoutchouc.

Ceci fait, on replace sur le modèle en plâtre le pivot dans le canal et, avec la clef, la dent à la place qu'elle doit occuper; on forme le talon avec de la cire, qui maintiendra en même temps dent et pivot, et l'on met en moufle.

Avant de démoufler, on laisse bien refroidir, afin d'éviter qu'un trop brusque changement de température ne fasse éclater la dent; on façonne le talon de vulcanite en lui donnant le meilleur aspect possible et on polit.

N. B. — Nous avons mentionné la dent avec talon caoutchouc à titre de renseignement, mais nous ne préconisons pas ce système qui est remplacé avantageusement par les méthodes nouvelles : cire perdue, etc.

PLANCHE XVII

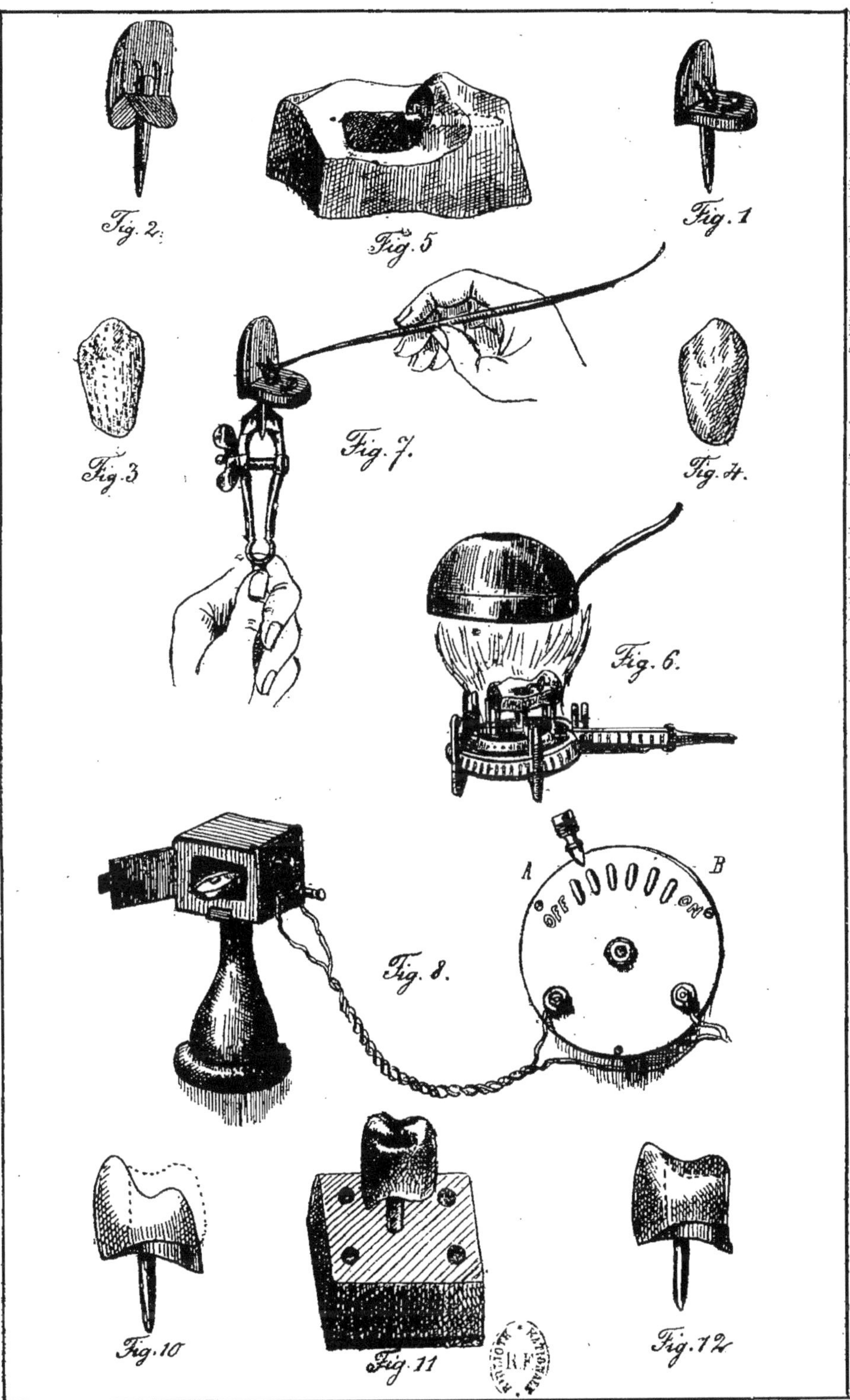

DENT PLATE AVEC TALON PORCELAINE

Indépendamment des méthodes décrites plus haut, qui consistent, étant donné une plaquette munie de son pivot, à fixer une dent plate, on peut encore, lorsqu'une articulation ne permet pas le placement d'une couronne en porcelaine toute faite, employer la méthode suivante, dans laquelle nous envisagerons deux phases A et B.

A. — *Préparation du pivot et de la plaquette radicale.*
B. — *Le travail de la porcelaine.*

A. — Pour faire une dent à pivot avec talon en porcelaine, on procède comme pour une dent à pivot ordinaire avec cette seule différence que la plaquette et le pivot doivent être exclusivement en platine :

1° On fait la plaquette radicale en platine mou couvrant exactement la surface de la racine, on perce un trou de la grosseur du pivot correspondant au canal de la racine et l'on soude ce pivot à la plaquette radicale avec de l'or fin (ne pas employer de borax); on peut, de préférence à l'or fin, se servir de soudure à 10 pour 100 qui se compose de 90 parties d'or fin et 10 parties de platine. Si on désire faire une bague (fig. 1) (planche XVII), on procédera comme pour la dent Richmond et on appliquera la porcelaine comme suit :

2° Ajuster la dent sur le modèle;

3° Placer la plaquette munie de son pivot sur le modèle et ajuster la dent sur la plaquette;

4° Fixer la dent à la cire collante;

5° Prendre une clef en plâtre;

6° Enlever la clef en plâtre, nettoyer soigneusement la dent. Ne pas plaquer la dent;

7° Replacer la dent dans la clef et courber les crampons de manière à ce qu'ils touchent la plaquette, en faisant attention que la dent soit toujours à la place et dans la position qu'elle doit occuper (fig. 2);

8° La fixer à la cire collante et retirer dent et plaquette en ayant bien soin de ne rien déranger;

9° Avec un pinceau étendre sur la face labiale de la dent une mince couche de gomme laque dissoute dans de l'alcool. Cette solution empêche la dent de se piquer, parce qu'il se forme un léger vide entre le revêtement et la dent (la gomme laque se trouvant brûlée lorsque l'on soude les crampons à la plaque).

(*On appelle dent piquée* (fig. 3) (planche XVII) *celle qui, au contact de la chaleur, montre une certaine quantité de petits points noirs analogues à des piqûres, ce qui donne un vilain aspect à la dent;* (fig. 4) *dent non piquée.*)

10° La dent ainsi préparée sera mise en plâtre (fig. 5) dans le mélange suivant :

Disséminer dans l'eau quelques fibres d'amiante et ajouter du plâtre comme à l'ordinaire. Ce mélange a l'avantage de supporter une très grande chaleur et de se fendre moins que les mélanges employés ordinairement pour les pièces en métal. Ce mélange, sitôt que suffisamment dur, sera taillé, et la dent lavée de façon à ce qu'il ne reste plus de cire collante;

11° Poser le bloc renfermant la dent sur un fourneau à gaz (fig. 6), et le chauffer graduellement; une fois bien chaud, souder les crampons à la plaquette avec de l'or fin ou de la soudure à 10 pour 100 en mettant le moins de soudure possible, et surtout pas de borax;

12° Laisser refroidir et sortir la dent qui est prête à recevoir la porcelaine;

13° B. — Choisir parmi ses poudres celle qui se rapproche le plus comme teinte de celle de la dent ou l'obtenir avec un mélange combiné;

14° Mettre dans un godet en porcelaine bien propre la quantité de poudre que l'on jugera suffisante pour la confection du talon, l'humecter avec du Mixing liquid de Ash, de manière à former un mélange assez consistant (formant pâte) pour pouvoir être travaillé, manipulé et sculpté;

15° Prendre avec une spatule nickelée un peu de la pâte obtenue et l'appliquer sur la plaquette radicale ainsi que sur la dent, en ayant soin de la faire pénétrer entre et derrière les crampons qui servent de point de rétention. Ces derniers seront aussi recouverts légèrement de pâte (fig. 7) (planche XVII);

16° Mettre le tout à cuire dans le four électrique (fig. 8), en ayant soin de placer la dent sur un petit plateau en platine (1) saupoudré de kaolin, sans que celui-ci touche la pâte : pour ce, enfoncer le pivot dans le kaolin, et la dent se trouvera droite, la pâte ne le touchera donc pas. On trouve chez les fournisseurs des petits blocs de terre réfractaire (slabs) percés de petits trous (fig. 9) permettant d'introduire le pivot de la dent;

17° Chauffer doucement le four électrique en augmentant graduellement la chaleur en partant du premier plot (A) de la résistance jusqu'au dernier (B);

18° Laisser la dent jusqu'à ce que la pâte soit biscuitée, c'est-à-dire quand la pâte devient solide et que l'on y voit de petits points brillants (fig. 10);

19° Laisser refroidir un peu avant de la retirer du four pour éviter qu'elle ne casse;

20° Remettre de la pâte jusqu'au bord de la plaquette, comme si le talon devait être fini, en tenant bien compte de l'articulation. Si c'est une prémolaire ou une face postérieure de dent antérieure, bien modeler les cuspides (fig. 11);

(1) On emploie de préférence le plateau en platine ou en terre réfractaire, car le nickel à haute température forme des oxydes qui pourraient altérer la teinte de la porcelaine.

21° Refaire cuire une seconde fois en pratiquant comme précédemment, en laissant toutefois cuire la pâte un peu plus que la première fois, c'est-à-dire qu'elle soit brillante, mais non granuleuse; on verra à ce moment se former des craquelures entre la plaquette et la pâte ou sur le talon lui-même;

22° Ajouter encore de la pâte pour cacher les irrégularités qui se sont produites à la deuxième cuisson et faire cuire une dernière fois.

La pâte sera assez cuite lorsqu'il n'y aura plus de rugosités, qu'elle sera bien lisse, semblable à la dent elle-même. Si l'on dépassait ce degré de cuisson, la pâte perdrait complètement la teinte et deviendrait blanche et poreuse.

La figure 12 représente la dent finie.

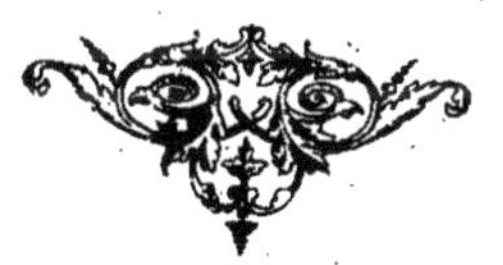

UNE NOUVELLE COURONNE EN PORCELAINE (1)

Par James Mountford, L. D. S. Eng.

Dans l'application de couronnes sur les racines, tout procédé qui s'ajoute à ceux déjà connus doit être du plus grand intérêt pour le dentiste conservateur. La nouvelle couronne qui vient de se produire peut, dans certaines conditions, s'appliquer à toutes les dents, mais elle convient spécialement aux bicuspides. Depuis dix-huit mois, l'auteur a pris l'habitude d'employer ces couronnes pour les racines des bicuspides à l'exclusion de toutes les autres, aussi se bornera-t-il, dans ce mémoire, à la considération de ces cas.

La couronne parfaite pour bicuspides semble devoir être en porcelaine, car, dans l'état actuel de nos connaissances, c'est la seule matière utilisable dans la bouche qui s'harmonise avec les dents naturelles. Il faut que, pratiquement, elle soit applicable à chaque cas, que l'on puisse compter sur sa solidité, qu'elle reproduise fidèlement l'organe naturel par le contour et l'apparence, enfin, que son remplacement, en cas d'accident, soit chose facile, n'obligeant pas à retirer le pivot de la racine. Je ne crois pas me tromper en affirmant que les couronnes de mon invention nous rapprochent de cet état si désirable de perfection.

Les couronnes sont perforées de la base à la surface d'occlusion. Elles sont faites d'après les méthodes des meilleurs fabricants anglais, elles sont donc fortes, compactes, se lais-

(1) Ces couronnes ont été le sujet de démonstrations à la réunion annuelle de l'Association dentaire britannique, à Lads, et à la réunion de *Métropolitain Branch,* en juin 1900.

sant couper et polir. Elles présentent des longueurs et largeurs diverses, et l'on a essayé par de longues expériences à copier exactement, non seulement les dimensions et la forme des racines bicuspidées à la ligne gingivale, mais encore le contour général des dents naturelles. Pour la mâchoire supérieure, les couronnes se font suivant quatre grandeurs distinctes; pour la mâchoire inférieure, suivant trois fois, ces numéros répondent à toutes les exigences.

1° La perforation à la surface d'occlusion est elliptique au lieu d'être circulaire comme dans les autres couronnes analogues (voir fig. 1 *b*). Cela facilitera l'ajustement de la vis du pivot ou (ce qui est beaucoup plus simple) permet de façonner et de recourber presque à angle droit un pivot ordinaire de platine (fig. 2) (planche XVIII);

2° A la base, la perforation est de deux sortes : ou bien circulaire et presque centrale (fig. 1 *c*); ou bien très elliptique, occupant les deux quarts moyens de la surface (fig. 1 *d*), ce qui permet d'employer deux pivots pour les premières bicuspides du haut (fig. 3);

3° Ces couronnes sont variées de forme et de grandeur. La figure 1 *a* représente la vue labiale d'une couronne où se voit clairement le collet contracté typique d'une bicuspide supérieure. La figure 1 *e* est la section verticale d'une couronne.

Ces couronnes peuvent s'utiliser avec ou sans coiffe à bague, en se servant d'un corps de porcelaine de fusion assez élevée pour unir la couronne à la coiffe et au pivot. On ne saurait recommander un corps à basse fusion comme on s'en sert souvent pour les inlays pour l'application des couronnes, il n'est pas assez fort, sans compter que la surface s'étoile, ce qui tient probablement à ce que le retrait, dû au refroidissement, diffère de la contraction de la couronne elle-même.

On peut poser une couronne très utile, quoique moins artistique, en l'ajustant à la racine et en employant l'oxyphosphate

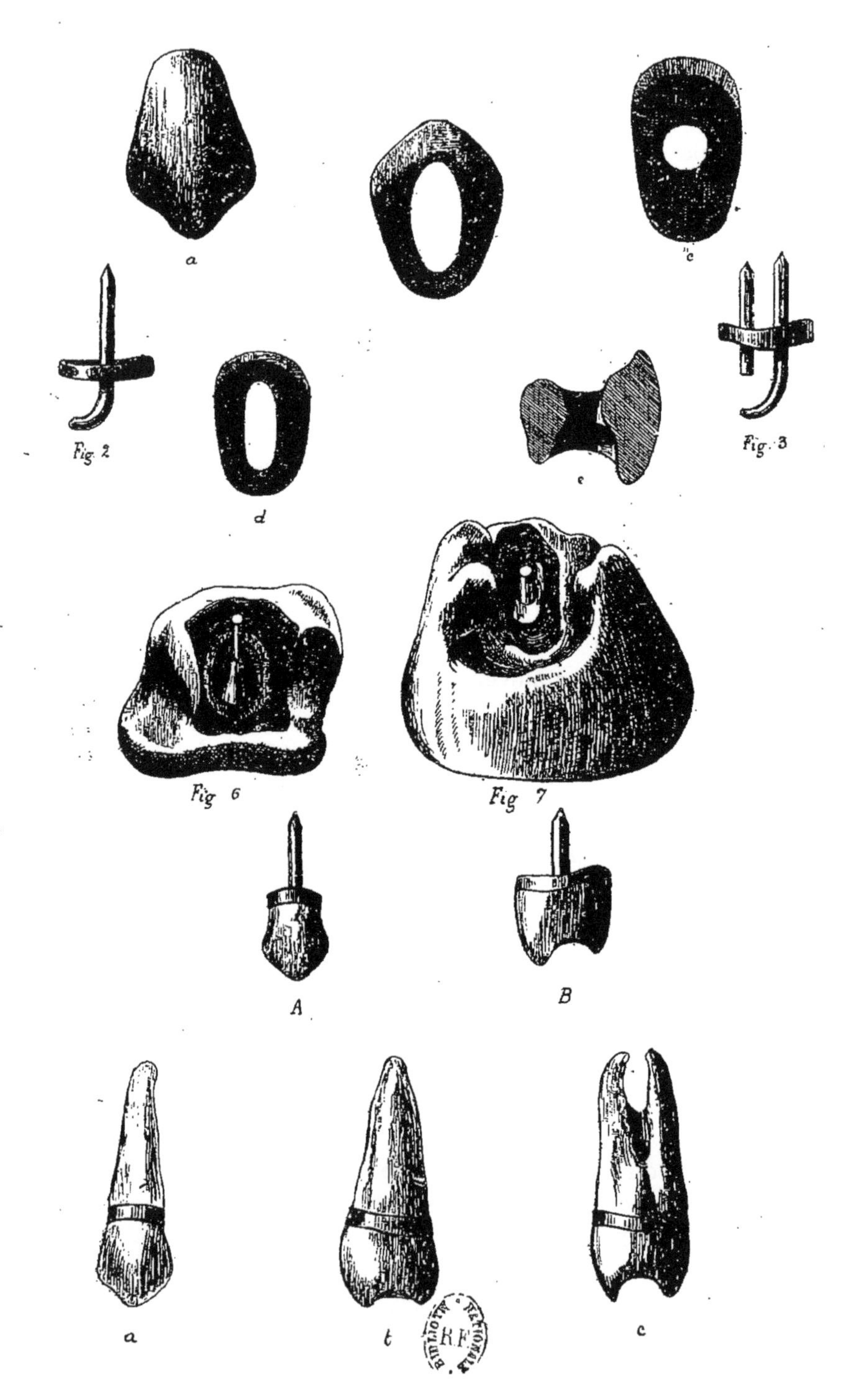
a
c
Fig. 2
d
e
Fig. 3
Fig 6
Fig 7
A
B
a
t
c

de zinc avec une couche d'amalgame pour cimenter la couronne au pivot.

Quand un collier peut s'adapter à une racine sans dilacération notable de la gencive en enlevant l'émail au collet de la dent, il y a alors indication incontestable d'une coiffe à bague si l'on désire obtenir les meilleurs résultats. Pour le collier, l'auteur préfère l'iridio-platine en plaque n° 4 (jauge de Ash), mais, pour la coiffe, il considère que ce qu'il y a de mieux, c'est le platine mou en feuille n° 3. Une fois ces deux parties soudées ensemble à l'or pur, on met la coiffe en position sur la racine et l'on en brunit parfaitement la surface; le platine mou cède volontiers et prend la forme de la face radiculaire, que l'on a dû préalablement excaver, afin de donner plus de profondeur à la porcelaine, ce qui augmente considérablement la force de la couronne.

Le pivot doit être, bien entendu, en platine dur. Après avoir perforé, pour le passage du pivot, la coiffe en position sur la racine, le temps suivant est de bien s'assurer de l'articulation. Le pivot recourbé, comme le montrent les figures 2 et 3, est passé à travers la coiffe, et l'on dit au sujet de fermer les mâchoires : Quand la portion rectangulaire du pivot ne rencontre plus du tout les dents antagonistes, l'opérateur aura l'articulation à son point le plus important, et la hauteur des dents adjacentes à l'espace que doit occuper la couronne lui donnera tout ce qu'il a besoin de savoir. On évite ainsi la construction d'un modèle spécial pour l'articulation.

Il s'agit maintenant, la coiffe et le pivot étant dans leurs positions respectives, de se procurer l'empreinte. La matière sans égale pour la prise d'une empreinte est la gutta-percha de Gilbert. On n'a besoin que d'un très petit modèle, il suffit donc de prendre un fragment de gutta-percha environ du volume d'une noisette, et, après l'avoir ramolli, de le presser avec soin sur la coiffe et le pivot, ainsi que sur la moitié de chacune des dents adjacentes, pour avoir toutes les parties nécessaires.

Cette empreinte aura à peu près l'aspect de la figure 6. Il faut alors faire le modèle en une matière telle que l'on puisse souder sur elle la coiffe et le pivot et qu'elle résiste à la chaleur nécessaire à la fusion de la porcelaine pour unir la couronne à la coiffe et au pivot. MM. C. Ash et fils ont bien voulu, sur ma demande, préparer une semblable substance. Aux personnes qui s'en serviront, nous recommandons d'appliquer la couronne sur le modèle avant de souder ensemble la coiffe et le pivot, car, après cette soudure, le modèle sera nécessairement tout à fait sec et par conséquent fragile. Avec nos couronnes de grandeurs variées, il n'est généralement guère besoin de moulage pour l'ajustement à la coiffe, les inégalités devant d'ailleurs se trouver remplies avec le corps de porcelaine. Pour obtenir une couronne forte et artistique, il importe de ne pas employer un corps de très basse fusion, parce qu'un pareil corps se rapproche plutôt du verre que de la porcelaine. Celui que nous conseillons pour l'application de ces couronnes est le résultat d'un grand nombre d'expériences. On constatera qu'il fond sans trop de difficulté, dans n'importe quel fourneau électrique ou à gaz utilisé pour les travaux de ce genre, pour se rapprocher très près de la densité des couronnes et s'harmoniser avec leur couleur, tandis que le degré de contraction et d'expansion est environ le même.

L'auteur se sert d'eau pour délayer le corps. La consistance crémeuse est celle qu'il juge la meilleure pour obturer les espaces qui se présentent. Quant à la cuisson, il est bon de la diviser en trois phases. Les meilleurs résultats seront obtenus si l'on se contente de mettre d'abord dans la perforation juste la quantité de corps suffisante pour recouvrir le pivot, car, si l'on remplissait la cavité coronaire jusqu'à la surfacce d'occlusion, la coiffe serait exposée à se soulever, d'où dérangement de l'articulation.

Après cette première cuisson, on n'a plus besoin sur le modèle des portions des dents adjacentes; **on les résèque donc** afin de pouvoir tasser plus aisément le corps dans les parties qui en ont besoin. Les phases suivantes consisteront simplement à obturer tous les interstices et à faire de nouvelles cuissons.

Dans l'impossibilité de poser aucune règle, il sera bon de faire un ou deux essais pour déterminer le point de fusion du corps. Dans tout travail en porcelaine, l'œil doit être l'organe attestant que la chaleur est suffisante, et rien n'est plus facile, avec un peu d'expérience, de s'assurer que la surface de la porcelaine devient vitreuse. A titre d'indication, l'auteur a constaté que, dans un fourneau électrique Mitchell 110 volts, le temps moyen exigé pour chacune des deux premières cuissons est de 6 minutes, et de 7 minutes pour la troisième. Le mieux est de graduer toujours la chaleur, bien que l'on puisse retirer la couronne et le modèle du fourneau quand le calorique est au maximum pour les laisser refroidir au dehors (mais à l'abri des courants d'air), à la condition de saisir la pièce par le modèle et non par la couronne. Il faut toujours que celle-ci soit refroidie avant d'être touchée avec un instrument d'acier froid.

La figure 4, *a* et *b* (planche XVIII), montre les faces labiale et latérale d'une couronne finie pour une seconde bicuspide supérieure.

En comparant les figures 5, *b* et *c*, qui sont des vues latérales d'une bicuspide supérieure et d'une inférieure, on se rend bien compte des différences marquées qui distinguent les deux couronnes. Les couronnes de porcelaine qui ont été faites jusqu'ici sont une sorte de compromis entre les deux, dans l'idée sans doute de pouvoir être utilisées *ad libitum*. Pour voir combien cette idée est peu scientifique, il suffit de constater que la forme d'une biscupide supérieure à son collet est celle d'une ellipse aplatie, tandis que la forme d'une bicuspide inférieure, au même point, est presque circulaire. La figure 5 *a* montre la face labiale de la figure 5 *b*.

Dans certaines conditions de la racine, ou bien par suite du tempérament du sujet ou par d'autres circonstances, on posera les couronnes directement sur les racines, sans l'intervention d'une coiffe à coiffer. Que ce procédé soit scientifique et rationnel, l'auteur le croit et ce sentiment se généralise de, plus en plus, en dehors de motifs purement personnels. Que la racine et la couronne s'adaptent parfaitement en chaque point, et que la couronne ne soit ni plus grande, ni plus petite que la face radiculaire, il n'y a ni plus ni moins que la couronne dentaire originelle à la ligne gingivale, et ces conditions remplies, nous ne sommes pas loin de l'idéal en fait d'application des couronnes.

Voici un procédé qui s'est montré extrêmement satisfaisant pour obtenir une couronne s'adaptant exactement sans coiffer la racine. Après avoir réséqué la face radiculaire jusqu'au niveau de la gencive — non au dessous, sauf un léger degré au côté labial — on prend un fragment de feuille d'or n° 30 et on le brunit avec de l'amadou sur la racine, jusqu'à ce que toute la face radiculaire soit clairement définie; puis on prend l'empreinte avec la gutta-percha de Gilbert, comme il a été dit ci-dessus. L'empreinte retirée aura à peu près l'aspect de la figure 6 (planche XVIII). Les quatre angles de la feuille d'or — le fragment de celle-ci devant être assez grand pour que les angles soient en dehors de la racine — sont retroussés de telle sorte qu'ils se trouvent bien assujettis dans la matière du modèle quand on moulera celui-ci (voir fig. 7). On adapte alors grossièrement la couronne au modèle et, après dessiccation de ce dernier, on tasse le corps de porcelaine dans le creux de la couronne et sur la feuille, à peu près comme il a été expliqué pour la construction de la coiffe de platine.

Une fois la cuisson terminée, on enlève la feuille d'or, on

meule les bords avec une pierre douce, et l'on a, comme résultat, une couronne d'une adaptation absolument parfaite.

Ce procédé n'est, comme on le voit, qu'une extension du mode d'application des inlays quand on se sert d'or en feuille comme matrice, et peut se recommander en toute confiance après des essais prolongés dans la bouche. La figure 7 (planche XVIII) ne montre pas la courbure au-dessus du pivot de platine, qui se fait toujours avant la prise de l'empreinte, comme dans la figure 2, parce que celle-ci donne l'articulation et sert de crampon pour la couronne.

TROISIÈME PARTIE

Couronnes spéciales pour dents à pivot

CHAPITRE IV

Couronnes ou dents spéciales à pivot.

Dent ou Couronne Logan
Dent ou Couronne Robbins } **Pivot inamovible.**
Dent Cassullo

Couronnes de White
Couronnes de Ash
Couronnes Davis
Couronnes Justi } **Pivot amovible.**
Couronnes Lennox
Couronnes Williams

Couronnes XXe siècle : pivot amovible et inamovible.
Couronnes Parris : sans pivot avec plaque de rétention.

Les couronnes ou dents spéciales à pivot peuvent s'ajuster directement dans la bouche, mais il est préférable de prendre une empreinte et d'ajuster sur le modèle : ce qui simplifie le travail, fait une économie de temps réciproque pour le praticien et le patient et donne un meilleur résultat.

Comme pour la dent à pivot ordinaire, l'empreinte doit

être prise avec un pivot dans le canal, et après avoir préparé définitivement la racine.

DENT LOGAN

La dent Logan (fig. 1) (planche XIX) est une des dents les plus employées. Son pivot de platine, qui, au début, avait une forme ronde, a actuellement celle d'un double fer à T et se trouve fixé dans la pâte même de la dent (A). Il est très fort, terminé en pointe, et porte de chaque côté entre les deux rebords unis des côtes transversales (B) qui aident à sa rétention dans la substance fixatrice (gutta, ciment, etc.). Sa forme oppose au plus grand effort la plus grande résistance et permet de préparer la racine en enlevant le moins de substance radiculaire utile.

A la base de la dent se trouve une cavité (C) qui entoure le pivot et qui est destinée à faciliter l'ajustement et le scellement.

Ces couronnes se font pour toutes les dents inférieures (fig. 14) et supérieures (fig. 13), mais on les emploie de préférence pour les dents uniradiculaires et les bicuspides.

Ajustement. — Pour la préparation de la surface libre de la racine, on emploie de préférence des pointes ou des meules de Corindon (fig. 2, 3, 4) ou encore des meules plates en acier de forme spéciale (fig. 5, 6), en ayant soin de donner à la partie labiale une inclinaison (fig. 7) qui permette de masquer sous la gencive la partie intérieure de la ligne de réunion.

Si l'on a à meuler largement la racine, ou la couronne de porcelaine, il est bon de se servir des meulettes d'Evans (fig. 8) à bords plats, dont les côtés se trouvent protégés par des disques métalliques. De cette façon, on évite d'entamer les dents voisines ou le pivot.

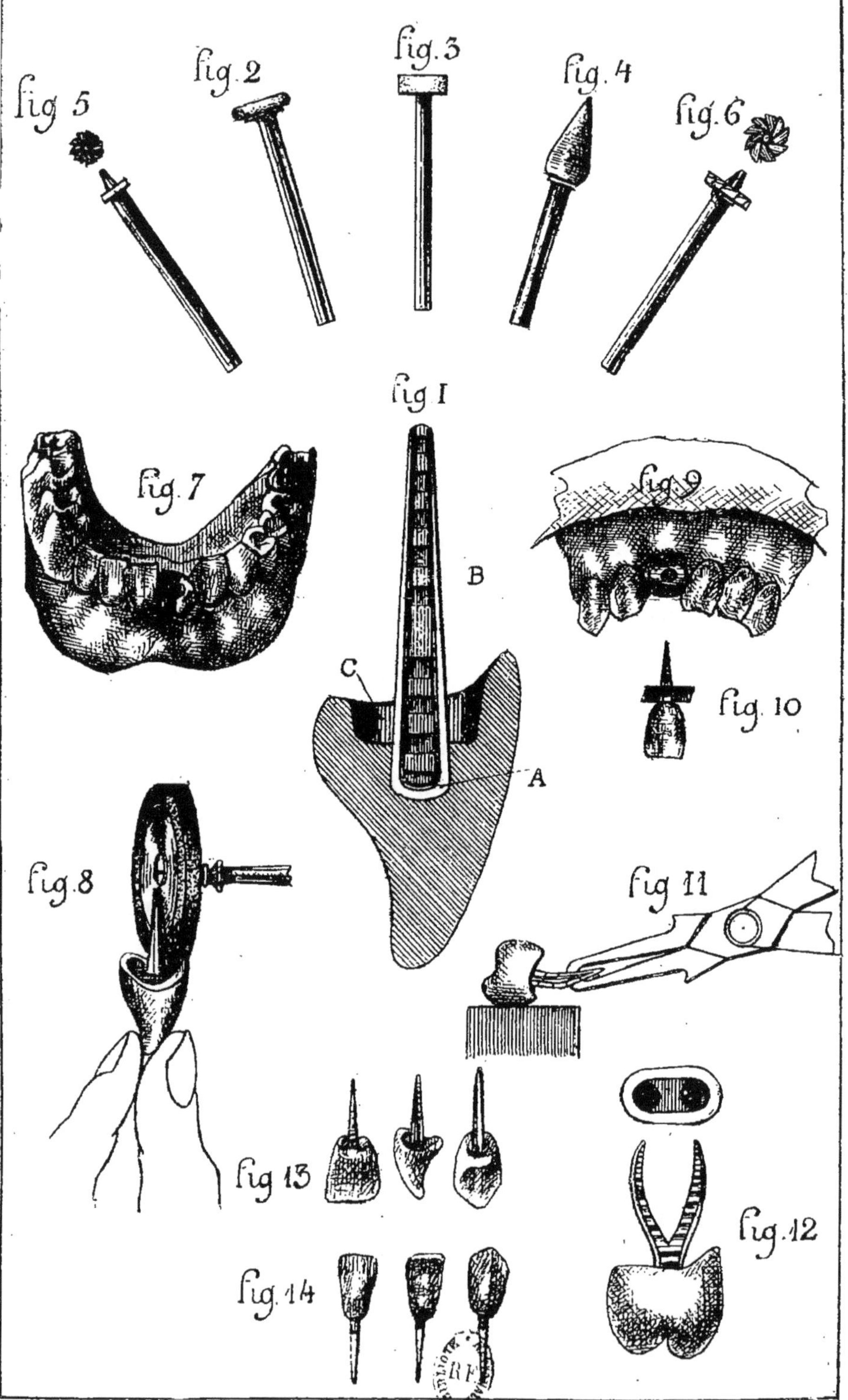
fig. 5
fig. 2
fig. 3
fig. 4
fig. 6
fig. I
fig. 7
B
fig. 9
C
fig. 10
A
fig. 8
fig. 11
fig. 13
fig. 12
fig. 14

On peut ajuster la couronne Logan de deux manières :

1° Directement dans la bouche;

2° Sur le modèle.

Dans ce cas, on place un pivot dans le canal de la racine, on prend l'empreinte et on ajuste ensuite *grosso modo* la dent sur le modèle (fig. 9) (planche XIX), soit avec du papier à articuler, soit au rouge anglais. On parfait cet ajustement en bouche, sur la racine.

On peut employer pour l'ajustement des disques ronds de papier à articuler (fig. 10) que l'on trouve tout prêts chez les fournisseurs.

S'il s'agit d'une bicuspide à deux canaux, il suffit de courber le pivot (fig. 11) ou mieux de sectionner celui-ci longitudinalement (fig. 12) après s'être assuré de l'ajustement parfait de la couronne à la surface libre de la racine, et après avoir fait articuler librement, on dessèche la racine, qu'on a eu soin bien entendu de préparer aseptiquement, et on fixe la dent soit au moyen de la gutta ou mieux du ciment.

COURONNES ROBBINS

La couronne Robbins, destinée aux petites molaires, présente une particularité spéciale. Elle est munie de deux pivots (fig. 1) correspondant aux deux racines. Cependant, les deux pivots peuvent être réunis et n'en former qu'un seul (fig. 2) par soudure de leur pointe, en les rapprochant et remplissant l'espace compris entre eux par de la soudure d'or. Ils plongent par leur base dans une espèce de cupule ovale d'environ 1 millimètre de profondeur, dont les parois taillées à pic parallèlement au bord radiculaire de la couronne forment avec la partie extérieure de ce bord un bourrelet d'environ 1 millimètre d'épaisseur.

Cette couronne couvre parfaitement la racine dans le sens labio-lingual (fig. 3).

Le chapelet (fig. 4) a l'avantage d'avoir la face labiale des couronnes tournée vers l'anneau, ce qui facilite le choix d'une grandeur, car le praticien, en tenant la tige d'acier entre le pouce et l'index, pourra placer sa couronne dans l'espace où elle manque dans la bouche du patient.

Mode d'emploi :

Cette couronne ne se fait que pour les prémolaires. Avant de prendre l'empreinte, si on ajuste la couronne sur le modèle, avoir soin, au préalable, de placer les pivots dans chaque canal (fig. 5). La figure 6 représente la face triturante. La figure 7 représente la dent posée en bouche, et adaptée de telle façon qu'elle se confond avec les dents naturelles.

(1) *Dental Manufacturing*, Londres.

PLANCHE XX

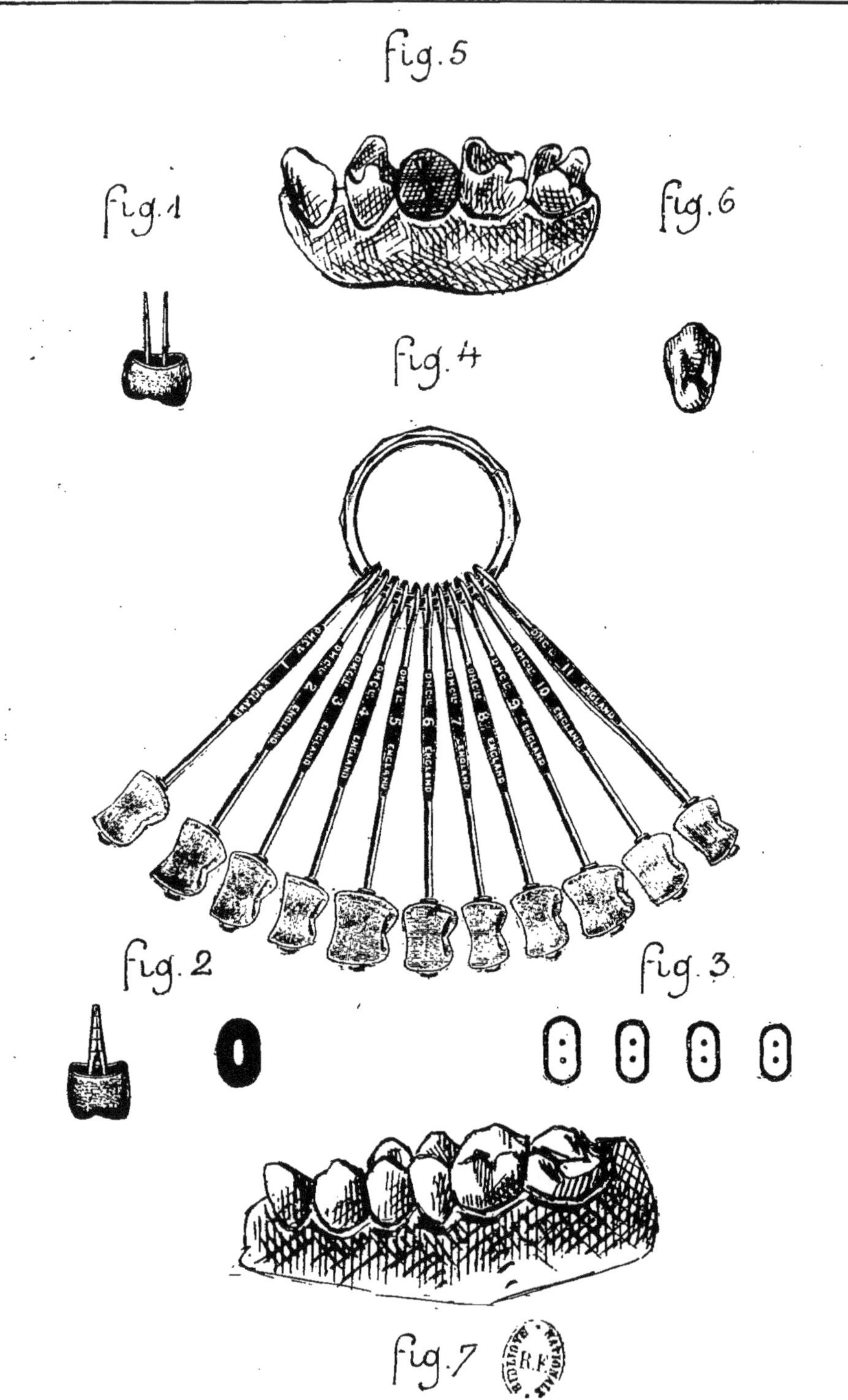

DENTS CASSULLO A PIVOT

Les dents Cassulo *à pivot* sont des dents démontables avec rainures (fig. 1) (planche XXI) qui se fixent sur des plaquettes métalliques (fig. 2).

La figure 1 représente une incisive centrale supérieure. Sur la face postérieure, on remarque, près des bords latéraux, deux cannelures A parallèles à ces bords. Ces cannelures s'arrêtent environ à 2 millimètres du bord incisif de la dent, de façon à former la base du support.

La figure 2 représente la partie métallique dans laquelle il faut remarquer :

1° Deux parties saillantes ou petites ailes C, qui présentent quelques dentelures inclinées l'une contre l'autre et qui sont destinées à pénétrer dans les cannelures A de la dent, entourant la partie du support B si parfaitement que la jointure en est des plus solides;

2° La plaque D, qui recouvre exactement le côté postérieur de la dent jusqu'à son extrémité libre (fig. 2 et 3);

3° Le pivot E, qui est fixé à la plaquette radicale;

4° La plaquette radicale se trouve entourée, dans sa partie postérieure, d'une demi-bague F, qui sert à engainer la partie postérieure du collet radiculaire.

La figure 3 représente la manière d'appliquer la partie métallique à la dent. Pour la fixer, on doit mettre un peu de ciment dans les cannelures et sur le côté postérieur de la dent, après quoi, on fera entrer les deux parties saillantes ou petites ailes C dans les deux cannelures A et on les fera glisser exactement, de manière à ce que la plaque D couvre parfaitement le côté postérieur de la dent jusqu'à son extrémité libre. Ceci la rend plus forte, surtout en vue de la mastication.

La figure 4 représente la dent avec l'appareil entier fixé à sa place.

Pour faire une dent à pivot, il suffit de détacher la monture de la dent, ôter le support et ajuster un pivot à la petite plaque.

On peut avoir des dents à pivot toutes prêtes, comme on le voit dans les figures ci-contre.

On peut aussi réduire la longueur des dents à pivot en limant (fig. 5) (planche XXI) les petites ailes de la plaquette métallique et en meulant la dent porcelaine du côté correspondant à la gencive;, après cela, on fait glisser l'appareil jusqu'à la hauteur voulue et on lime la partie de la petite plaque qui dépasse l'extrémité libre de la dent (fig. 6).

Indépendamment des dents à pivot, ces dents existent pour les dents antérieures du haut et du bas, ainsi que pour les molaires.

Elles peuvent être employées avec les appareils en caoutchouc (fig. 7), avec ceux en métal (fig. 8), pour les travaux à pont et dans toute espèce de réparations. Elles se remplacent facilement, la dent seule étant à changer.

La figure 9 représente la plaquette métallique d'une mo laire.

La figure 10 représente la molaire munie de sa plaquette.

La figure 11 représente une incisive centrale munie de sa plaquette.

La figure 12 représente une molaire plate avec sa plaquette spéciale.

PLANCHE XXI

fig. 1
A
B
fig 2
E
F
C
D
B
fig. 3
fig. 9
fig. 7
fig. 8
fig. 11
fig. 10
fig. 12
E
F
fig. 4
fig. 5
fig. 6

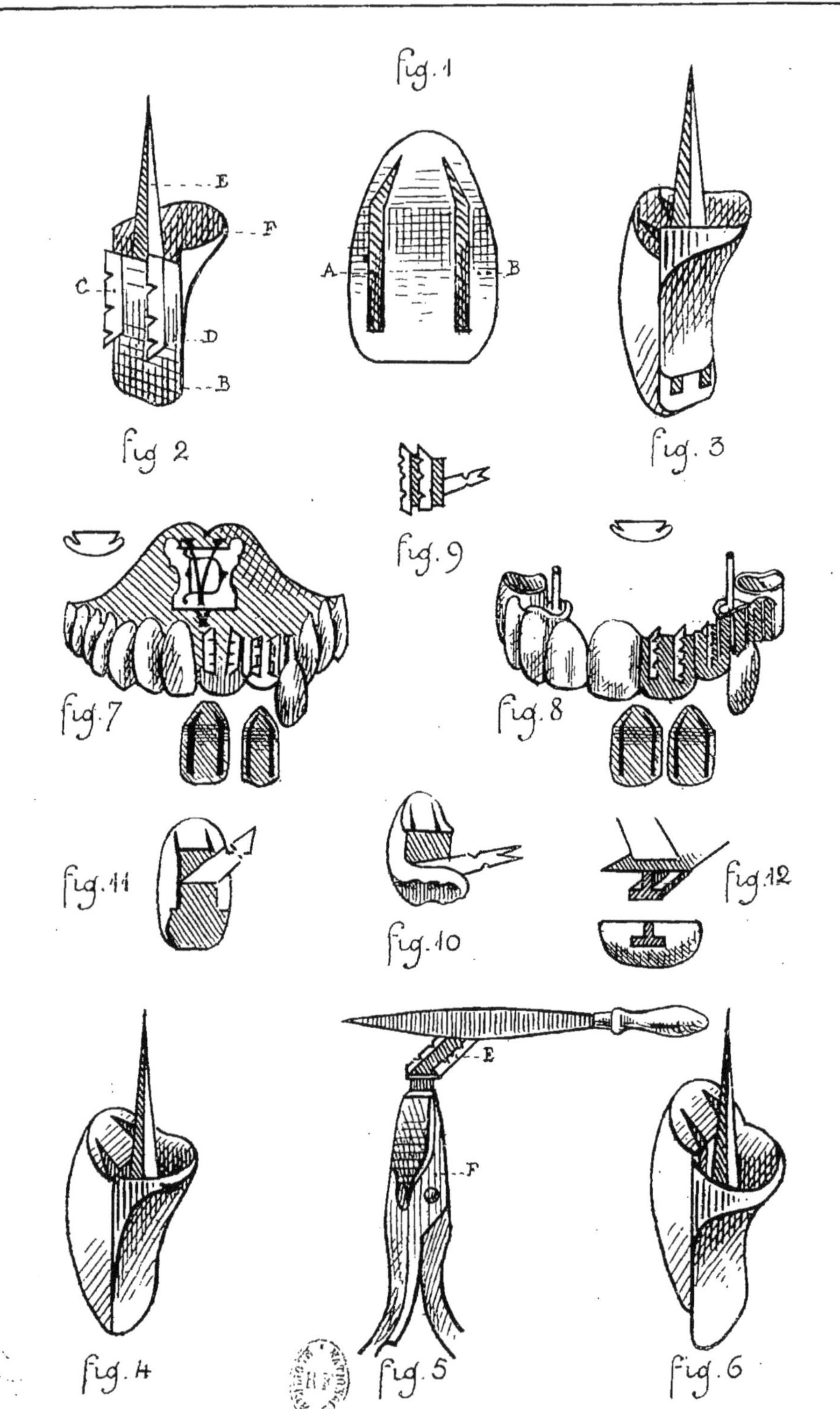

DENT OU COURONNE DE WHITE A PIVOT

La dent à pivot ou Couronne de White est une dent à pivot démontable et se compose de la couronne en porcelaine et du pivot.

Couronne. — La couronne (fig. 1) (planche XXII), soit des dents antérieures ou des prémolaires, possède au collet une excavation préparée pour recevoir le ciment, ce qui rend la fixation plus solide. Du fond de l'excavation part un alvéole destiné à recevoir le pivot. L'alvéole offre tout l'espace voulu pour l'ajustement, et ses parois sont chargées de rugosités afin d'offrir une meilleure prise au ciment.

Ces différentes couronnes ne se font que pour les incisives centrales, latérales, canines (fig. 2) et prémolaires supérieures (fig. 5 et 4).

Pivot (fig. 5). — La portion radiculaire est environ trois fois plus longue que l'extrémité coronaire dont elle est séparée par un épaulement circulaire destiné à reposer dans l'excavation de la base. L'extrémité supérieure ou coronaire est arrondie dans sa forme générale avec deux portions évidées en forme de sillons. Ces parties sont aplaties sur quatre côtés montrant en coupe l'apparence d'un carré à angles arrondis. Grâce à cette conformation, le pivot une fois fixé en position ne peut ni se déplacer, ni tourner dans la couronne.

La partie radiculaire a la forme d'un cône aplati et évidé sur deux faces symétriques. Chacune de ces faces porte des stries nombreuses destinées à rendre plus solide la fixation du ciment.

Les pivots pour prémolaires sont doubles.

Toutes les couronnes séparées peuvent être employées pour

les bridges, mais elles offrent moins de stabilité que les dents à tube, qui sont perforées de part en part.

La figure 6 (planche XXII) représente une canine à pivot avec bague détachée pour laisser voir la forme spéciale de la racine et de la bague.

La figure 7 représente la canine posée et la bague enserrant la racine au collet.

La figure 8 représente la coupe d'une couronne de canine munie de son pivot.

La figure 9 représente la couronne posée.

La figure 10 représente une prémolaire en coupe munie de son double pivot.

La figure 11 représente une prémolaire posée sur la racine et simulant parfaitement une dent naturelle.

La figure 12 représente une couronne d'incisive latérale vue de face et la partie cervicale d'une racine d'incisive latérale.

PLANCHE XXII

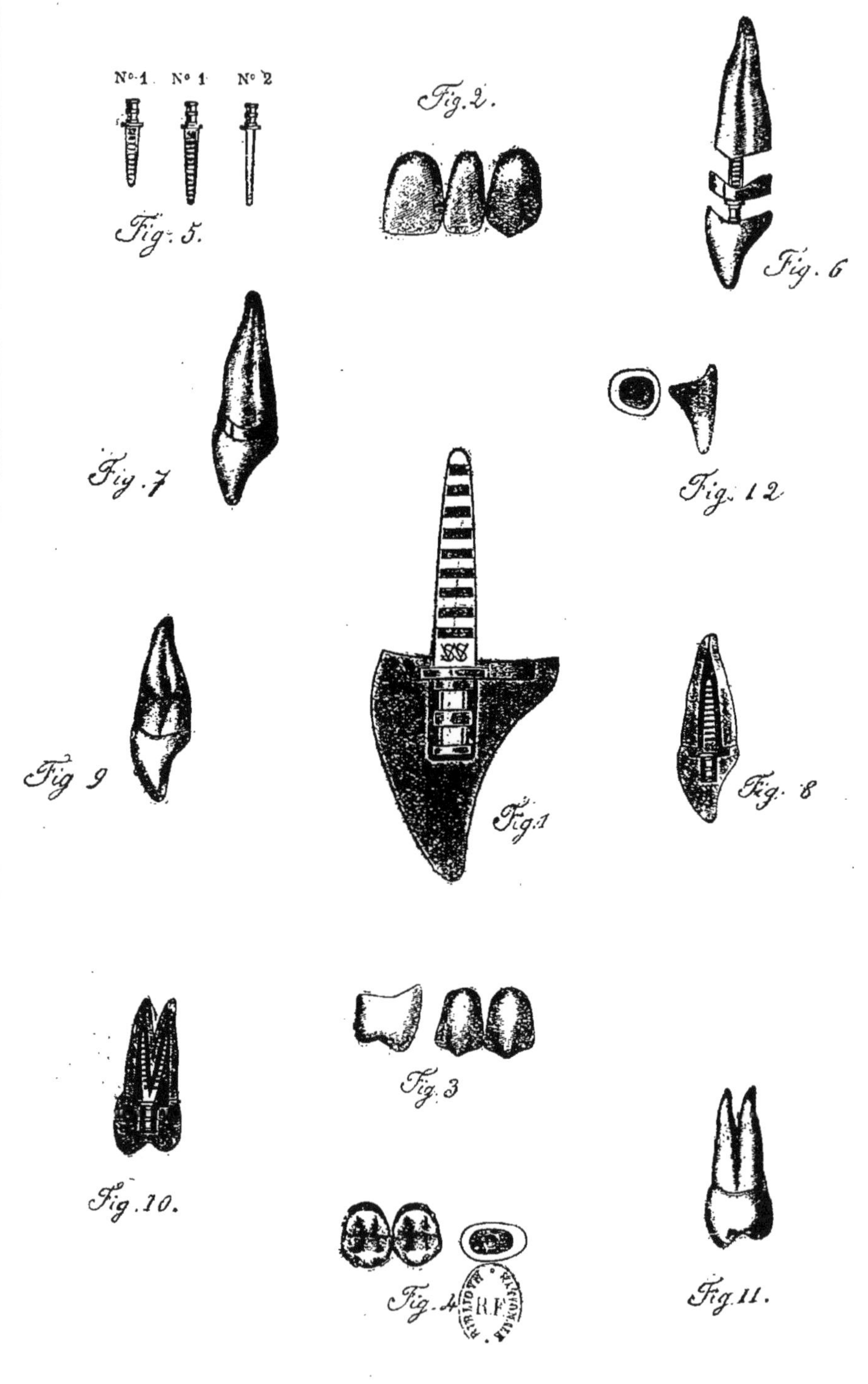

COURONNE A TUBE DE ASH ET PIVOT

La couronne de Ash (fig. 1) (planche XXIII) présente à sa partie inférieure une excavation profonde (*A*) de 2 à 3 millimètres et dont la forme répond à celle du pourtour extérieur dont elle est séparée par un bourrelet vertical d'un millimètre d'épaisseur environ.

La base de l'excavation, plane, présente en son centre (*B*) l'orifice intérieur d'un canal cylindrique dont l'autre extrémité (*C*) débouche à la partie supérieure de la dent. Les parois de ce canal sont pourvues d'un revêtement en platine cuit dans la porcelaine et destiné à faciliter la fixation.

Le *pivot* (fig. 2), soit en platine ou en alliage, est composé de deux parties : la supérieure (*D*), destinée à la couronne, est cylindrique munie de fines stries transversales; l'inférieure (*E*), un peu moins longue, destinée à la racine, est élargie au sommet et rétrécie à sa base. Elle présente la forme d'un fer de lance. Chacune des deux faces aplaties est creusée d'un profond sillon central dont la coupe est semi-ovalaire.

Ces couronnes s'emploient comme dents à tube et comme dents à pivot. Elles existent pour toutes les dents du maxillaire supérieur et inférieur. La figure 3 représente une prémolaire à tube.

COURONNE DE ASH SANS TUBE (BRIDGE TEETH) ET AVEC PIVOT

Ces dents, comme leur nom l'indique (*bridge teeth,* dents pour bridge), sont surtout employées pour les bridges. On peut aussi s'en servir comme dent à pivot en employant le pivot qui leur est destiné.

La base de cette couronne (fig. 4) (planche XXIII) est taillée suivant une direction légèrement incurvée (*F*). Elle présente une excavation circulaire peu profonde (*G*), au centre de laquelle débouche l'orifice d'un canal très large cylindrique (*H*) destiné à loger la tête du pivot et qui se prolonge jusqu'au centre de la couronne environ.

Dans le **pivot** (fig. 5), la partie (*I*) afférente à la couronne est environ trois fois moins longue que celle destinée à la racine (*J*) en forme de tige cylindrique aplatie sur les côtés, il présente des stries circulaires accentuées.

Le bout radiculaire (*J*) est figuré par une tige aplatie à quatre pans opposés deux à deux, les deux plus étroits figurent une surface quadrilatère allongée parfaitement plane. Les deux autres sont limités par une surface triangulaire présentant un rebord épais, creusée en son centre d'une cavité allongée, peu profonde (*K*), dans la partie supérieure de laquelle le cylindre opposé vient se terminer en demi-cône.

Ces dents n'existent qu'en prémolaires et grosses molaires pour le maxillaire inférieur et supérieur.

La figure 6 représente une dent en coupe montrant le pivot en place dans la racine et la couronne fixée au pivot.

La figure 7 représente une couronne posée sur une racine et simulant une dent naturelle par sa parfaite adaptation.

PLANCHE XXIII

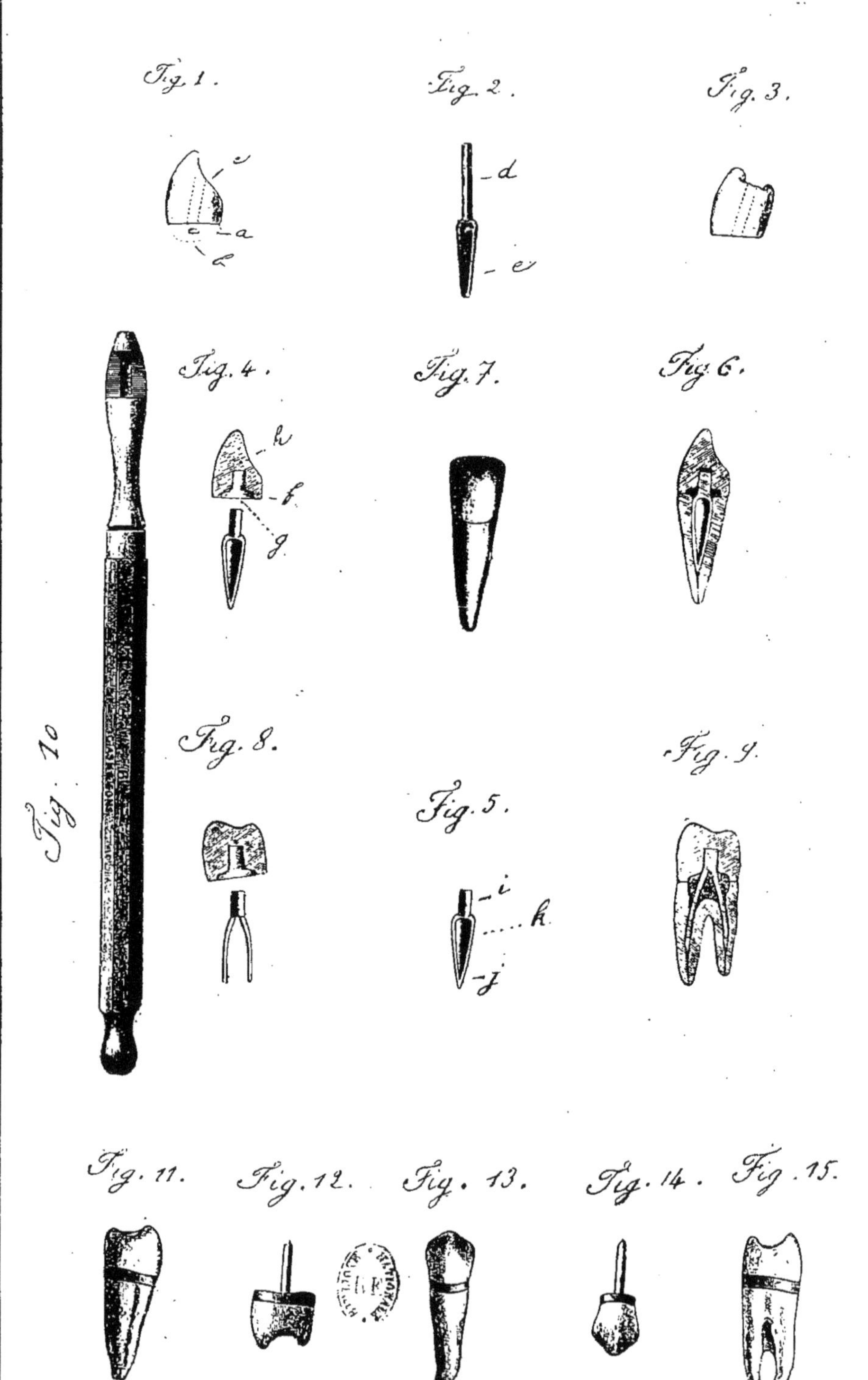

La figure 8 représente une prémolaire avec son double pivot.

La figure 9 représente une prémolaire séparée longitudinalement pour laisser voir à l'intérieur le double pivot dans chaque canal et la partie supérieure du pivot fixée à la couronne.

L'instrument (fig. 10) (planche XXIII) sert à courber le pivot selon les besoins. Les figures 11, 12, 13, 14, 15, représentent des couronnes de Ash avec bagues.

Qu'il s'agisse d'une couronne à tube de Ash, ou d'une couronne de Ash sans tube de platine, pour placer la couronne, on commence d'abord par fixer le pivot dans là dent artificielle avec du soufre ou de la soudure molle. Ensuite, on cimente la partie cannelée du pivot dans le canal radiculaire au moyen de la gutta ou de l'oxyphosphate.

DENT OU COURONNE DE DAVIS A PIVOT MOBILE

La dent à pivot ou couronne Davis est une dent à pivot mobile et se compose de la couronne en porcelaine et du pivot.

Couronne : La dent (fig. 1) (planche XXIV) ou *couronne Davis* des dents uniradiculaires ou des bicuspides est préparée pour recevoir le pivot. A cet effet, elle présente en son centre une cavité dont la forme et les dimensions correspondent à celles du plateau du pivot.

A indique la pointe du pivot qui a été amincie, afin d'entrer plus facilement dans le canal ;

B un de ses étranglements que l'on trouve sur le pivot ;

C partie épaisse du pivot ;

D représente le bord le plus élevé de la couronne, dont le sommet est concave ;

E partie de la couronne venant s'ajuster sur la partie radiculaire de la racine ;

F l'épaulement du pivot qui a la forme d'un rebord concave et permet une fixation sûre dans la racine au moyen du ciment ;

G la portion du pivot qui se trouve placée dans la couronne avec ses étranglements.

Pivot en alliage ou en argent allemand (Evans) : est formé d'une tige métallique (fig. 2) portant à l'union de son quart supérieur et de ses trois quarts supérieurs un petit plateau circulaire destiné à prendre place dans une cavité de la racine de forme identique creusée à cet effet.

La partie destinée à la couronne figure un cylindre incom-

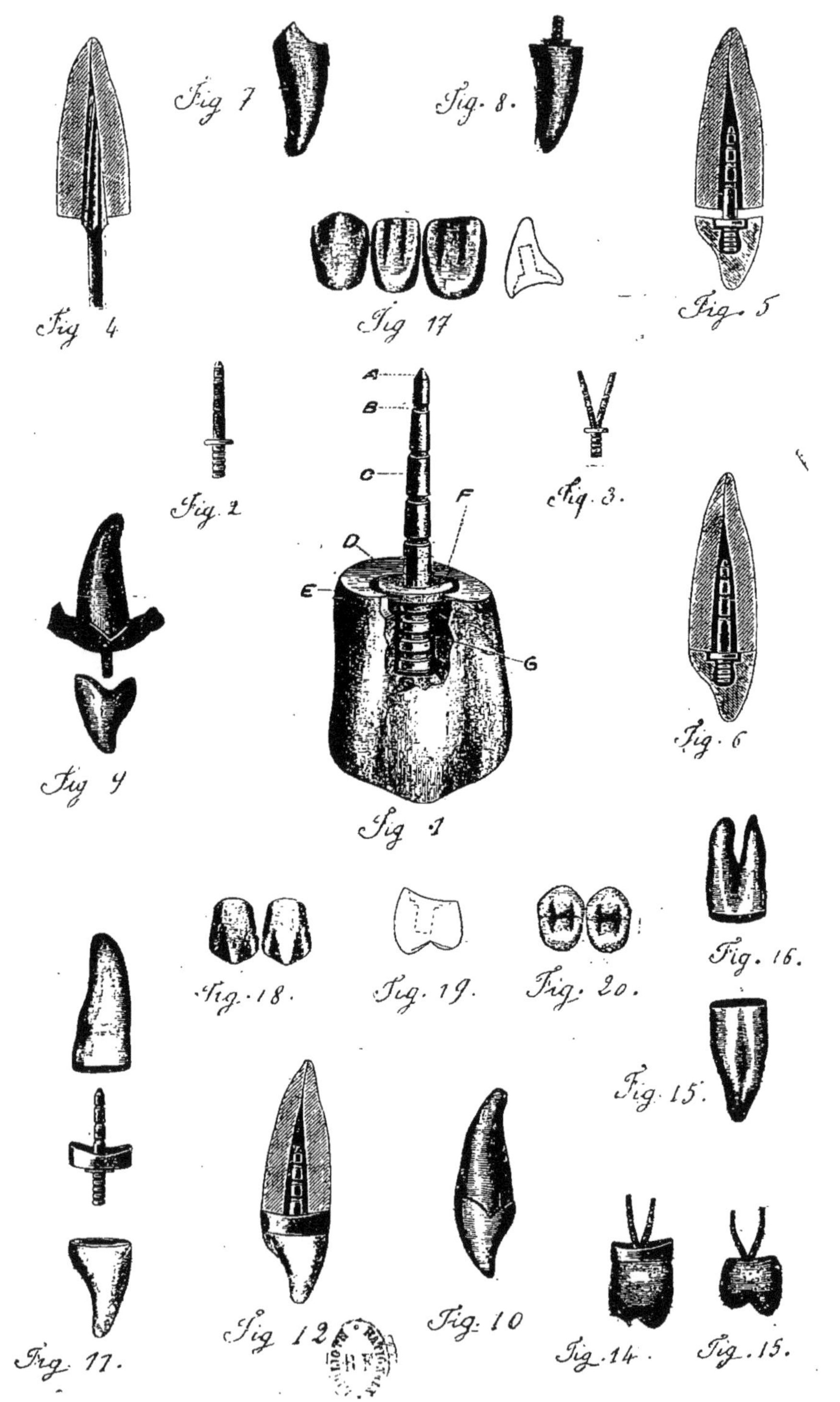
Fig 7
Fig. 8.
Fig 4
Fig 17
Fig. 5
A
B
C
D
E
F
G
Fig. 2
Fig. 3.
Fig 4
Fig 1
Fig. 6
Fig. 16.
Fig. 18.
Fig. 19.
Fig. 20.
Fig. 15.
Fig. 11.
Fig 12
Fig. 10
Fig. 14.
Fig. 15.

plet présentant une surface plane et une courbe d'étendue triple environ. Il est pourvu de quatre crans également espacés.

La partie afférente à la racine figure un tronc de cône très allongé, incomplet à la façon du cylindre supérieur. Elle est crénelée aux trois endroits également espacés et se termine par un petit cône parfaitement circulaire.

La face plane a pour but de donner au pivot une plus grande fixité, en l'empêchant de tourner ultérieurement, et les crans de permettre à la pâte obturatrice une prise plus forte.

Ce pivot se fait en trois grosseurs.

Les pivots destinés aux dents présentant de racines multiples (fig. 3) (planche XXIV) sont appliqués suivant le nombre des racines (deux ordinairement).

Mode d'emploi :

a) Préparer le canal de la racine, l'élargir pour recevoir le pivot. Mouler la racine au niveau de la gencive (fig. 4) (planche XXIV);

b) Cimenter le pivot dans sa racine (fig. 5);

c) Choisir la couronne, l'ajuster, puis la cimenter sur le pivot (fig. 6).

La figure 7 représente une racine de canine préparée pour recevoir la couronne Davis.

La figure 8 représente le pivot placé dans la racine.

La figure 9 représente une couronne pendant l'ajustage au papier bleu.

La figure 10 représente une couronneDa vis ajustée sur une racine de canine.

La figure 11 représente une bague avec pivot soudé, la couronne prête à être posée et la racine préparée pour recevoir le pivot.

La figure 12 représente une couronne de canine munie d'une bague et le pivot fixé dans une racine sectionnée longitudinalement pour laisser voir la position du pivot.

La figure 13 représente une couronne de prémolaire avec bague.

La figure 14 représente une couronne de prémolaire avec son pivot double.

Les figures 15 et 16 représentent des racines de prémolaires préparées pour recevoir le pivot.

La figure 17 représente une incisive latérale en coupe et trois dents antérieures, face labiale.

Les figures 18 et 19 représentent la face labiale d'une prémolaire, côtés gauche et droit, et une prémolaire en coupe.

La figure 20 représente la face triturante d'une prémolaire.

Ces couronnes existent pour les incisives centrales, latérales, canines et prémolaires, supérieures et inférieures. Elles servent aussi pour les bridges et les dents à pivot. On peut y adjoindre une bague si on le désire.

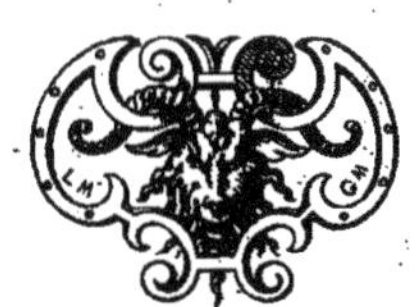

DENT DAVIS PERFECTIONNÉE A PIVOT CREUX (1)

Cette couronne se compose d'un tube creux en métal inoxydable et de la couronne Davis ordinaire, perforée sur sa face linguale dans l'axe du pivot. Cette préparation de la dent permet, une fois la couronne scellée, de soigner le canal s'il y a lieu sans rien déplacer.

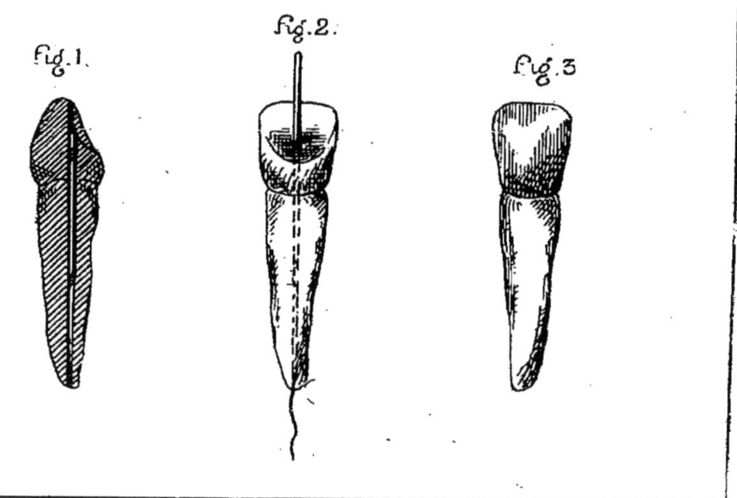

La figure 1 représente la couronne et la racine en coupe, laissant voir le tube en place.

La figure 2 représente la face linguale de la couronne Davis perfectionnée, scellée sur une racine. Une sonde traverse de part en part dent et racine, montrant ainsi l'utilité du tube.

La figure 3 représente la couronne Davis face labiale.

(1) De Troy, Londres.

COURONNE DE JUSTI A PIVOT MOBILE

La couronne Justi (fig. 1) (planche XXVI) présente des particularités intéressantes en ce sens que le canal central n'est pas uni comme dans les autres couronnes. Sa paroi est incomplètement circulaire (fig. 2) et figure les trois quarts d'un cylindre, le dernier quart étant occupé par un angle rentrant sous forme de prisme triangulaire qui occupe toute la longueur du canal.

En outre, la portion cylindrique est creusée de cannelures internes (fig. 3) horizontales et parallèles qui aident puissamment à la prise du ciment.

Le pivot (fig. 4 et 5) a la forme d'une pyramide triangulaire allongée dont une face est plane, dépourvue d'aspérités à sa partie radiculaire creusée dans la portion coronaire; les deux autres faces sont curvilignes, convexes et pourvues de dentelures légèrement inclinées symétriquement de chaque côté de l'arête commune.

Le pivot s'encastre solidement dans la couronne, sa concavité enclavant l'arête prismatique triangulaire signalée dans la description de la couronne. Ce système nous semble devoir constituer un moyen de fixité absolue.

COURONNE DE LENNOX

Dans la couronne de Lennox (fig. 6) (planche XXVI), la base, au lieu d'être plane, est taillée suivant une direction légèrement incurvée. De son milieu part un canal cylindrique (fig. 7) à orifice unique aboutissant à une faible dis-

PLANCHE XXVI

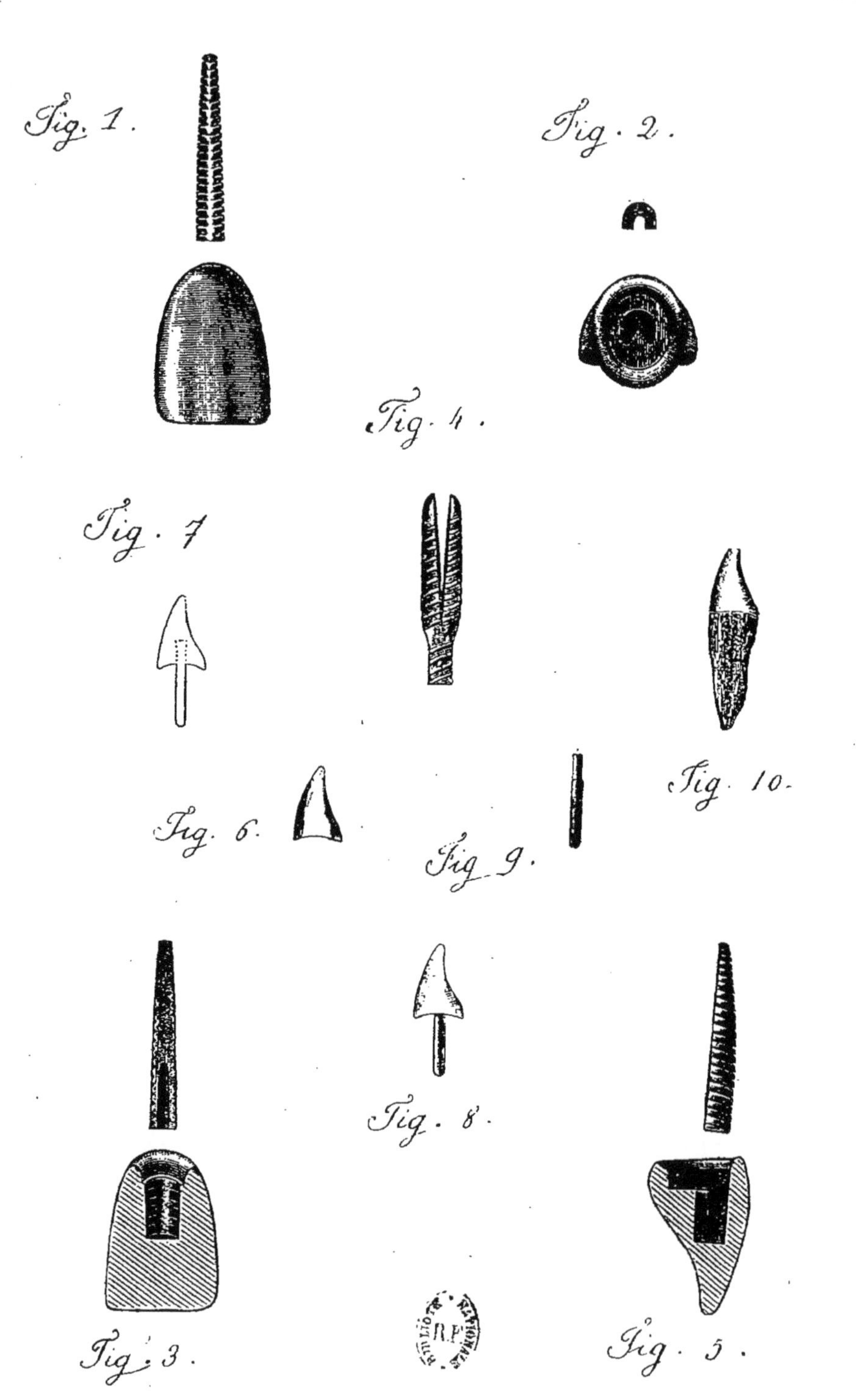

tance de la surface triturante pour les prémolaires, et face linguale pour les dents antérieures.

Ces couronnes ne se font que pour les canines (fig. 8) et les prémolaires, on emploie avec elles le pivot (fig. 9) que l'on désire, le pivot étant interchangeable. La figure 10 représente la couronne posée sur une racine de canine.

COURONNES EN PORCELAINE

DU Dr J.-LÉON WILLIAMS (1)

Ces couronnes se rapprochent des dents naturelles par la courbe du collet, qui correspond à celle de la dent à couronner.

Cette méthode comporte quatre genres de pivots :

N° 1. — Pour prémolaires ayant un seul canal (planche XXVII);

N° 2. — Une fourche pour prémolaires à deux canaux;

N° 3. — Pour grosses molaires inférieures;

N° 4. — Pour grosses molaires supérieures ayant une longue branche pour le grand canal de la racine palatine et deux petites branches pour les racines buccales.

MÉTHODE POUR LA POSE DE CES COURONNES.

Pour couronner une molaire inférieure, il faut, après avoir creusé les canaux et moulé les bords jusqu'au niveau de la gencive, agrandir la chambre pulpaire et biseauter extérieurement du côté de la marge gingivale. La partie profonde de la cavité ainsi formée est biseautée à l'aide de fraises convenant à cette opération. Cimenter dans les canaux le pivot n° 3 (planche XXVII) avec un oxyphosphate; n'employer que juste ce qu'il faut de ciment pour remplir les canaux. Préparer un amalgame à prise rapide et remplir la chambre pulpaire agrandie jusqu'au niveau de la marge gingivale.

(1) De la *Dental Manufacturing*, Londres.

PLANCHE XXVII

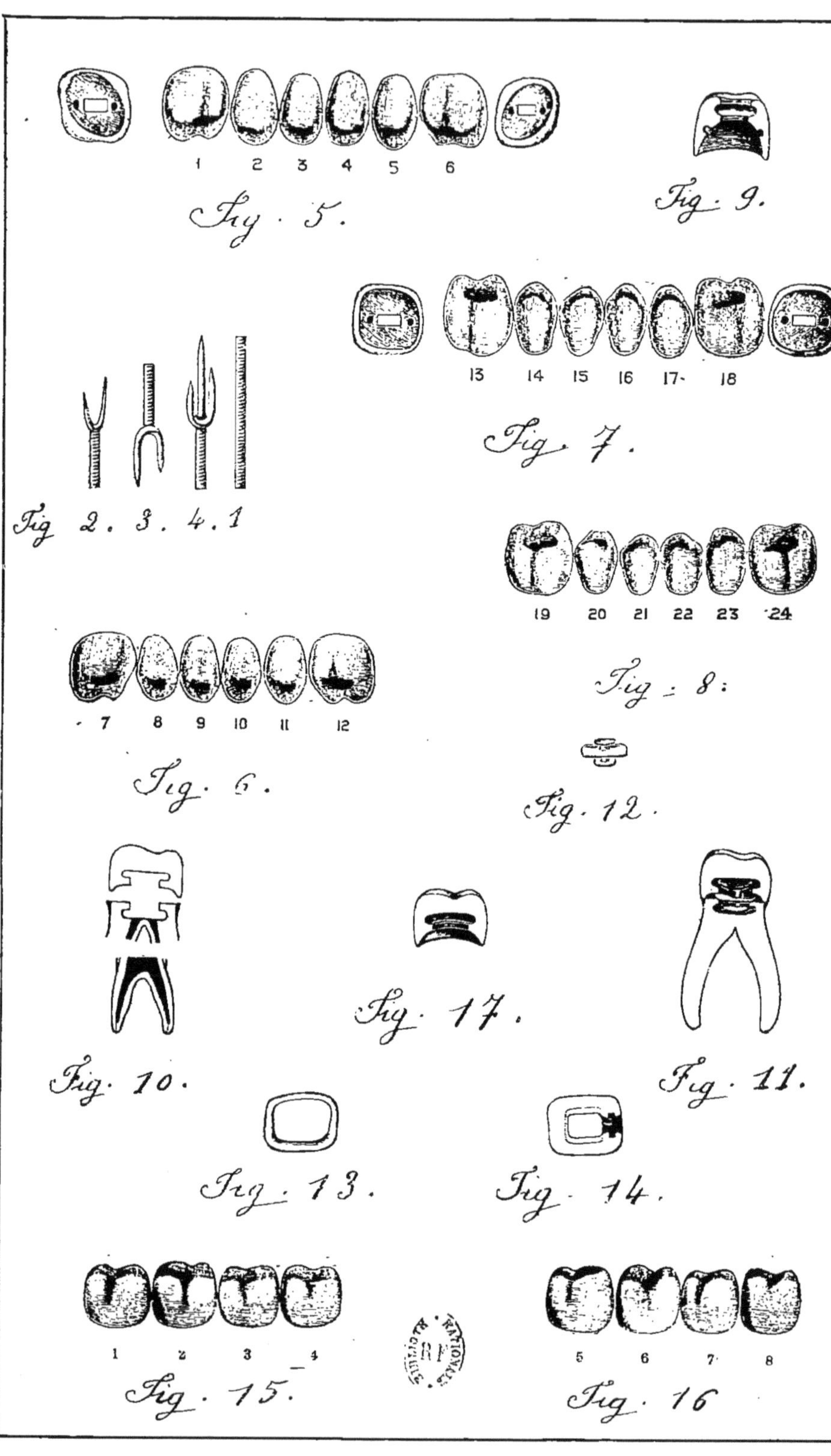

Faire une nouvelle quantité d'amalgame et remplir les dépressions et petites cavités du dessus de la couronne et l'ajuster en place. Employer juste ce qu'il faut d'amalgame pour obtenir une jointure parfaite sans soulever la couronne qu'on aura au préalable soigneusement ajustée. Si la position est bonne, forcer la couronne à fond sur la racine et remplir d'amalgame l'espace compris entre la partie biseautée du dessous de la couronne et le pivot carré. Le pivot carré et les dépressions remplies d'amalgame obvieront à toute tendance de rotation.

Ces couronnes sont faites pour toutes les prémolaires inférieures et supérieures et pour les premières grosses molaires inférieures et supérieures seulement.

La figure 5 représente des couronnes de prémolaires et de grosses molaires, face labiale, aux extrémités deux grosses molaires de formes accentuées montrant la partie cervicale et l'intérieur de la couronne munie des perforations pour l'emplacement des pivots.

La figure 6 représente des couronnes face labiale et triturante de prémolaires et grosses molaires sur laquelle on remarque au centre une perforation pour loger la tige qui doit maintenir la couronne.

La figure 7 représente des prémolaires et grosses molaires face linguale et triturante, aux extrémités on remarque de chaque côté deux grosses molaires laissant voir la partie cervicale et l'intérieur de la couronne.

La figure 8 représente des couronnes face linguale et face triturante.

La figure 9 représente la coupe d'une couronne avec les crénelures intérieures.

COURONNES PARRIS POUR MOLAIRES INFÉRIEURES (1)

Cette couronne a été imaginée par M. Stanway-Parris, qui a ainsi surmonté les difficultés que présente le couronnement de la plupart des molaires inférieures par suite de l'impossibilité qu'il y a de fixer sur elles un poteau assez solide pour porter une couronne en porcelaine. Cette couronne possède un orifice à son sommet; cet orifice a une rainure circulaire, et la porcelaine à la base est découpée de la même manière pour porter la plaque centrale de l'attache (fig. 12) (planche XXVII).

Les plaques de rétention sont faites à l'atelier, et il est bon d'en garder de plusieurs grandeurs en stock; le poteau formé d'alliage dentaire n° 3 en fil est d'une longueur moyenne de 75 millimètres. La plaque centrale est en or n° 4 de 22 carats, et est plus petite que les creux à la base de la couronne. Les plaques supérieures et inférieures sont en alliage dentaire n° 7 et correspondent à l'ouverture moyenne de la couronne et de la chambre pulpaire ajustée. Pour faciliter l'opération de la soudure, faire les trous dans les trois plaques exactement de la même grandeur que le fil n° 5. Couper les plaques en carrés et arrondir les coins pour neutraliser la rotation : on arrive aussi à ce résultat en ajustant la couronne aux dents contiguës.

Découper la dent au niveau de la gencive (fig. 10 et 13) sans toucher à la marge de l'émail. Dans la plupart des cas, cette opération mettra tout juste à nu la surface de la chambre pulpaire. Nettoyer celle-ci et l'équarrir à l'aide d'une

(1) *Dental Manufacturing*, Londres

grande fraise à coupe transversale fixée dans une pièce à angle droit. Pour obvier au danger de couper trop profondément, aplanir l'extrémité de la fraise. On doit maintenant pouvoir voir, nettoyer et plomber les racines. L'orifice en forme de boîte de la racine est ensuite découpé avec une grande fraise (roue); on peut obtenir celle-ci, si nécessaire, avec la surface aplanie.

Lorsque la carie s'étend sous la gencive, renforcer avec de l'amalgame et découper seulement les parties saines (fig. 14) (planche XXVII), une légère rétention étant suffisante.

Mode de préparation. — Choisir une couronne de grandeur convenable, la placer sur la racine, puis, au moyen du papier bleu, la faire articuler avec les dents supérieures, ensuite ajuster une des attaches; celle-ci doit être ajustée sans rotation; s'il y a rotation, c'est que l'attache est trop longue; quelques coups de lime mettront la couronne en position sur la racine; viser à un ajustage aisé de l'attache. Fixer la couronne avec du ciment à l'oxyphosphate de cuivre, nouveau procédé d'Ash.

La figure 11 représente en coupe une couronne posée sur la racine en laissant voir la plaque et le poteau qui fixent la couronne à la racine.

Les figures 15 et 16 représentent des couronnes faces linguale et triturante.

La figure 17 représente une couronne en coupe laissant voir la disposition intérieure pour recevoir l'attache.

COURONNES XXe SIÈCLE

Ces couronnes sont vendues habituellement avec le pivot fixé, mais, sur commande, on peut les obtenir avec pivot séparé.

Pour cette dernière catégorie, on peut meuler la couronne séparément pour l'appliquer à la racine et ensuite cimenter le pivot en place.

Mais un système de fixation plus sûr est de fixer le pivot au moyen de la soudure d'or ou de platine dans la gaine qui se trouve cuite dans la porcelaine de la couronne.

Dans la plupart des cas, les couronnes à pivot fixe sont préférables, présentant un maximum de durée dû à la nature même du moyen de fixation du pivot dans la porcelaine.

Le pivot est plus mince que les pivots ordinaires, bien que présentant une force et une rigidité supérieures. Il porte sur chacune de ses faces des stries parallèles un peu profondes, légèrement obliques, ce dispositif ayant pour objet d'assurer davantage sa fixité. Sa forme et ses dimensions le rendent comparativement plus facile à adapter au canal radiculaire.

La couronne est creusée à sa base d'une cavité uniforme, peu profonde, séparée du bord externe par un bourrelet d'environ 1 millimètre d'épaisseur. Cette excavation de la couronne permet une adaptation facile de la racine avec un minimum de meulage et prévient en outre le retrait du ciment.

Fig. 1. — Couronne d'incisive découpée pour laisser voir le pivot avec son armature (planche XXVIII).

Fig. 2. — (*a*) Représente une figure agrandie de face et de profil du pivot qui est rugueuse, afin d'assurer une rétention plus complète par le ciment.

(*b*) Est une coupe agrandie de la gaine de platine qui est

PLANCHE XXVIII

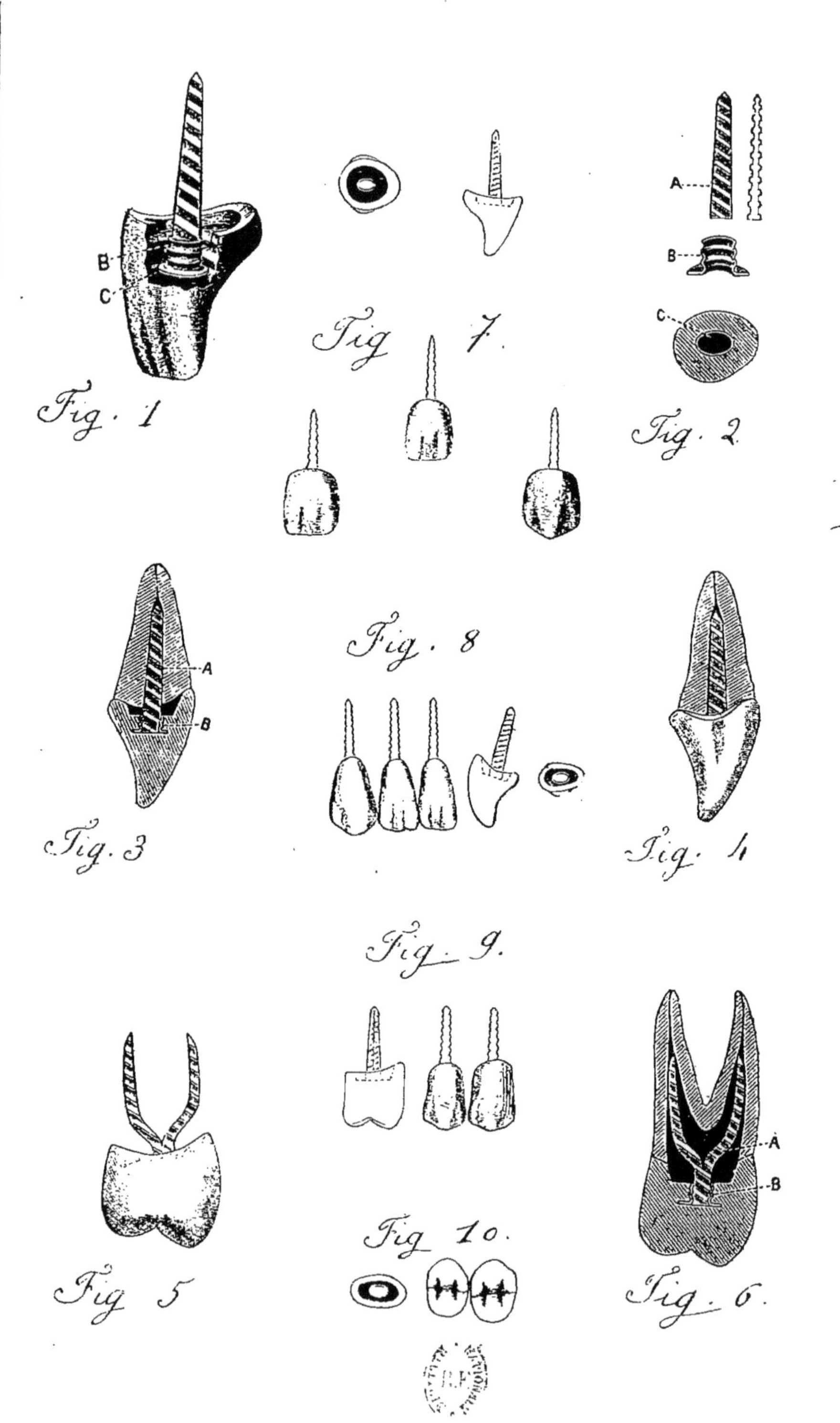

cuite dans la porcelaine. Remarquez les nervures placées à la base de la gaine et qui offrent un moyen de fixation plus sûr dans la porcelaine.

(*c*) Est une vue de l'extrémité de la couronne montrant la forme de la cavité qui doit recevoir le pivot. La gaine forme une doublure complète de la cavité du pivot dans la couronne.

La figure 3 représente une coupe de la racine d'une incisive et de la couronne en position, remarquez la gaine de platine *b* qui s'étend du fond de la cavité à la surface de la couronne.

Le pivot *a* est soudé solidement à cette gaine.

La figure 4 (planche XXVIII) montre une couronne d'incisive fixée à la racine.

La figure 5 montre une couronne de bicuspide avec son pivot dévissé et présentant une forme pour s'adapter à la racine bifurquée.

Toutes les couronnes de bicuspides ont un pivot fendu qui peut être facilement employé pour une racine double ou une simple.

La figure 6 est une coupe de bicuspide en position dans la racine.

La figure 7 représente la partie radiculaire d'une incisive centrale, une incisive centrale en coupe avec son pivot, et une incisive centrale latérale et canine face labiale.

La figure 8 représente une incisive centrale inférieure en coupe à la partie radiculaire de cette couronne, et trois couronnes du maxillaire inférieur, face labiale.

La figure 9 représente une prémolaire en coupe avec son pivot et deux prémolaires face labiale.

La figure 10 représente la section de la couronne d'une prémolaire, et la face triturante de deux prémolaires supérieures droites.

QUATRIÈME PARTIE

Dents, Systèmes, Appareils et Couronnes concernant les dents à pivot.

CHAPITRE V

DENTS BONWILL

Ce système consiste à insérer dans le canal ou les canaux des racines des pivots barbelés sur lesquels seront montées les couronnes en porcelaine.

Nous décrirons donc succinctement les différentes formes de dents, les pivots et le mode d'emploi.

Les dents de Bonwill présentent trois types différents, suivant que l'on a affaire aux dents antérieures, aux prémolaires, ou aux molaires.

A. — Dents antérieures (*canines et incisives, face postérieure* (fig. 1) (planche XXIX).

Elles sont pourvues, suivant l'axe vertical, d'un canal central cylindrique très court (*deux à trois millimètres*) présentant deux ouvertures.

L'orifice supérieur affleure au niveau de la face radicale.

L'orifice inférieur débouche au fond d'une excavation cylindrique assez profonde d'un diamètre de 4 à 5 millimètres, dont il occupe la partie postérieure.

B. — Prémolaires (fig. 2) (planche XXIX), *face triturante et radiculaire.*

Canal unique, central également, aboutit, d'une part, à la face triturante. Ne débouche pas directement à la surface de la dent, mais dans le fond d'une petite cavité cylindrique d'un diamètre double creusé entre les deux tubérosités.

Le canal a une longueur correspondant au tiers de l'épaisseur de la couronne, qui présente du côté cervical une excavation en forme de cône aplati transversalement au sommet de laquelle il aboutit d'autre part. Les bords cervicaux de 'excavation suivent ceux de la couronne, dont ils sont séparés par une distance d'un millimètre environ.

C. — Grosses molaires (fig. 3), *face triturante et radiculaire.*

Pourvues de deux canaux parallèles qui aboutissent chacun, d'une part, à une excavation cylindrique creusée dans la surface triturante, et, d'autre part, à une sorte de cupule dont est creusée la face radiculaire de la couronne, cupule à peu près hémisphérique dont le bord est très rapproché du bord correspondant de la couronne.

Les excavations faites dans la porcelaine servent à retenir l'amalgame (1).

Pivots.

Les pivots sont des tiges de différentes formes que l'on prépare soi-même. Elles doivent être en platine et se font triangulaires, plates, etc.

On peut faire les encoches soi-même avec la lime ou l'échoppe, ou, de préférence, avec la pince spéciale, dite *pince à barbeler* (fig. 7 et 8).

Pour les *dents antérieures* (incisives centrales latérales ca-

(1) Les fournisseurs vendent un amalgame spécial pour fixer les dents Bonwill.

PLANCHE XXIX

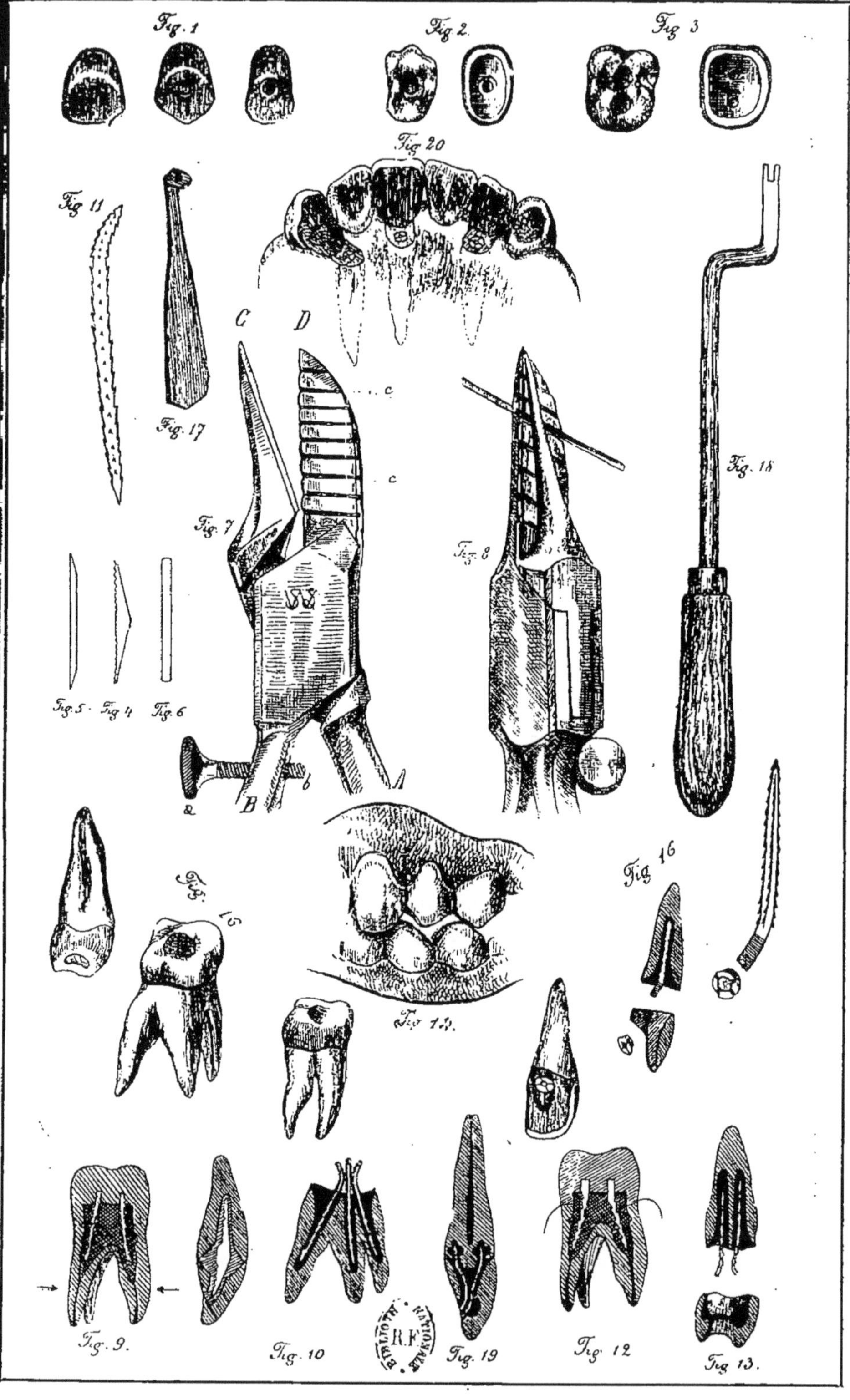

nines), on leur donne la forme d'une double pyramide à bases réunies au centre et que l'on place dans la cavité pulpaire (fig. 4) (planche XXIX).

Pour les *prémolaires,* les tiges sont plus fortes que pour les uniradiculaires (fig. 5).

Pour les *grosses molaires,* plusieurs sortes de tiges, selon les canaux; les plus minces sont destinées aux canaux externes, et les plus grosses au canal palatin des molaires supérieures et au canal postérieur des molaires inférieures (fig. 5 et 6).

PINCE A BARBELER

La pince à *barbeler* (fig. 7 et 8) (planche XXIX) est, comme son nom l'indique, destinée à *barbeler,* c'est-à-dire à entailler sous forme d'encoches multiples différentes espèces de tiges, et plus spécialement les pivots.

Nous envisagerons successivement les *branches* et les *mors.*

1° *Les branches.* — Pour la commodité de la description, nous les désignerons sous le nom de branche mâle et de branche femelle.

La branche *mâle* (A) ne présente aucune particularité susceptible de retenir l'attention.

La branche *femelle* (B), analogue à la précédente, est munie à son sommet, un peu au-dessous du point d'entrecroisement, d'une vis (*a*) de réglage mobile, dont la pointe (*b*) vient buter contre son antagoniste mâle et qui a pour but, en limitant l'angle de fermeture des dites branches, de provoquer un écartement fixe des mors plus ou moins considérable.

2° Les *mors* assez courts ont une structure totalement différente l'un de l'autre. Le mors afférent à la branche mâle (*c*) est formé d'une lame triangulaire taillée en biseau destinée à mordre sur l'obstacle et à former les encoches.

Le mors afférent à la branche femelle (*d*) figure un plan

incliné de 30° environ sur la lame du mors opposé. Il est pourvu de cannelures transversales (*cc*), dont la profondeur va en diminuant de gauche à droite et dans lesquelles on placera le ou les tiges à entailler, lesquelles tiges ne pourront glisser par suite de cette réduction graduelle du calibre des cannelures dans lesquelles elles s'enclavent.

Cet instrument, aussi simple qu'ingénieux, construit par la maison White, est doué d'une grande puissance et permet, suivant qu'on avance ou recule la vis de réglage, de limiter la profondeur des entailles au degré voulu.

Mode d'emploi : préparation des racines, ajustement et fixation de la couronne.

Ces différentes opérations comportent plusieurs phases.

1° On commence par meuler la ou les racines destinées à supporter la couronne artificielle que l'on ajuste comme une dent à tube.

2° Après avoir élargi les canaux, on les aseptise et on ferme leur orifice apical (fig. 9) (planche XXIX).

3° Les canaux étant préparés, on ajuste la tige métallique, dont la longueur sera de quelques millimètres inférieure à celle du canal (fig. 10).

4° On fait ensuite des entailles sur toute la longueur de la broche, comme il a été indiqué dans la description des pivots. On aplatit l'extrémité qui pénètre dans la racine et on recourbe celle qui maintiendra la dent (fig. 11).

5° On comble le canal radiculaire avec de l'amalgame spécial (1) et on y introduit la broche, en ayant soin de la maintenir pour éviter toute déviation (fig. 12).

(1) Au cas où l'amalgame, par son durcissement rapide, ne permettrait pas l'introduction directe de la broche, on pourrait au préalable se servir d'un foret pour préparer la place du pivot.

6° On essaie alors la dent pour s'assurer de la bonne direction de la broche (fig. 13) (planche XXIX).

7° Les tiges scellées et l'excès d'amalgame enlevé, on ajuste la dent définitivement en tenant compte du jeu de l'articulation, de façon à éviter tout contact avec les dents antagonistes (fig. 14).

8° On garnit alors de nouvel amalgame les extrémités libres des tiges servant de pivot. On met alors en place la couronne, dans la cavité de laquelle on a mis également de l'amalgame; on presse le tout énergiquement avec un linge, afin de chasser l'excès de mercure. Il faut avoir soin que les bords de la couronne s'ajustent à ceux de la racine sans interposition d'amalgame (fig. 15).

9° On égalise l'amalgame qui affleure à la surface triturante et on brunit facilement.

10° Par mesure de prudence, on doit recommander d'éviter momentanément toute mastication laborieuse, et il est bon de prier le patient de repasser quelque temps après pour apporter au travail, si besoin est, les modifications nécessaires.

11° Au cas où il y aurait une réparation à effectuer, on ajusterait la dent comme il a été décrit plus haut, et, après avoir fait des points de rétention dans l'ancienne matière obturatrice, on fixera la dent comme la première fois avec l'amalgame spécial.

Au début, Bonwill, pour fixer ses dents, se servait d'un pivot taraudé et d'un écrou (fig. 16); il faisait le pas de vis avec une plaque à tarauder (fig. 17); le tournevis recourbé (fig. 18) servait à serrer l'écrou.

Par la suite, il employa du ciment, puis de l'amalgame.

12° Dans le cas où la pulpe n'est pas dénudée, l'évidement de la couronne permet de préparer la racine sans s'exposer à léser la pulpe, et d'enfoncer les broches de chaque côté de la chambre pulpaire dans de l'ivoire solide (fig. 19).

Grâce aux modifications apportées par M. Bonwill, cette

méthode peut s'appliquer à tous les cas, dent à une ou plusieurs racines.

Le Dr Bonwill dit que, si l'on a plus d'une couronne à poser, il est préférable de se servir de la vis et de l'écrou, parce qu'en cas d'accident, ou de nécessité de rajustement, on peut les dévisser pour faire les réparations exigées.

Dans un cas particulier d'irrégularité (fig. 20) (planche XXIX) où le mauvais état des couronnes s'opposait à un redressement, après avoir réséqué les couronnes et détruit la pulpe, on a utilisé les dents Bonwill, que l'on a fixées sur les racines au moyen d'un écrou.

DENTS A PIVOT AVEC BAGUE SUR LA RACINE

Système du Dr Buttner.

Consiste en la préparation du collet de la racine à l'aide d'une série d'instruments spécialement construits dans ce but. Avec ces instruments, on peut pratiquer sur le collet de la racine un épaulement circulaire et transformer le collet conique de cette racine en une forme cylindrique qui permet d'y adapter une coiffe de forme correspondante.

Une coiffe de ce genre, lorsqu'elle est ajustée avec soin autour de la dent aussi bien que sur la partie libre d'une racine préparée à l'aide de ces instruments, forme un joint hermétique et, par conséquent, préserve la racine de la carie en même temps qu'elle donne à la couronne de porcelaine, lorsqu'elle est placée, une solidité que l'on chercherait vainement à obtenir autrement.

La série des instruments qui servent à préparer le collet se compose de forets, de fraises et de trépans.

Indépendamment de la méthode pour l'exécution pratique de la couronne Richmond, il existe un autre procédé pour les dents à pivot avec bague sur la racine, et pour les travaux à pont avec coiffage de racine avec ou sans pivot.

Avec cette méthode, dite de Buttner, on se sert d'instruments rotatoires pour préparer les racines, et y adapter ensuite des coiffes métalliques circulaires de diverses grandeurs sur lesquelles on monte les couronnes minérales.

Les coiffes d'or ou platine existent toutes faites, ce qui simplifie le travail et permet une exécution rapide.

Les instruments employés sont les suivants :

A. — Deux forets.

B. — Deux équarrissoirs.

C. — Sept instruments à niveler.

D. — Sept instruments (trépans) pour donner la forme à la racine.

E. — Coiffes métalliques.

E. — Sept coiffes métalliques de différentes dimensions.

F. — Racine en cuivre.

G. — Meules diamantées.

H. — L'écrin contenant ces divers instruments.

Description des instruments. — Leur emploi, leur utilité.

Forets (fig. A) (planche XXX). — De différents diamètres, présentent une lame demi-cylindrique amincie vers la pointe; ils sont destinés à élargir la cavité pulpaire.

Équarrissoirs (fig. B). — A lame triangulaire terminée en pyramide, de dimensions variables, leur usage fait suite à celui des forets; ils servent à préparer le canal radiculaire pour recevoir le pivot.

Instruments pour niveler (fig. C). — Ce sont des meules en acier plates, taillées de forme spéciale, munies d'une tige pénétrant dans le canal de la racine. Sur le madrier est indiqué un chiffre correspondant au trépan et à la coiffe qui doit s'adapter sur cette racine. Leur diamètre varie avec les dimensions des racines.

Instruments pour donner la forme ou trépans (fig. D) (planche XXX). — Ce sont des meules en acier à forme de cloche, dont la concavité est destinée à loger la racine. Leur bord seul est coupant, elles sont fixées sur une tige que l'on place dans le canal radiculaire. Sur le côté, on voit des trous percés intentionnellement pour laisser passer les débris de racine meulée. En fraisant, elles détournent la racine de

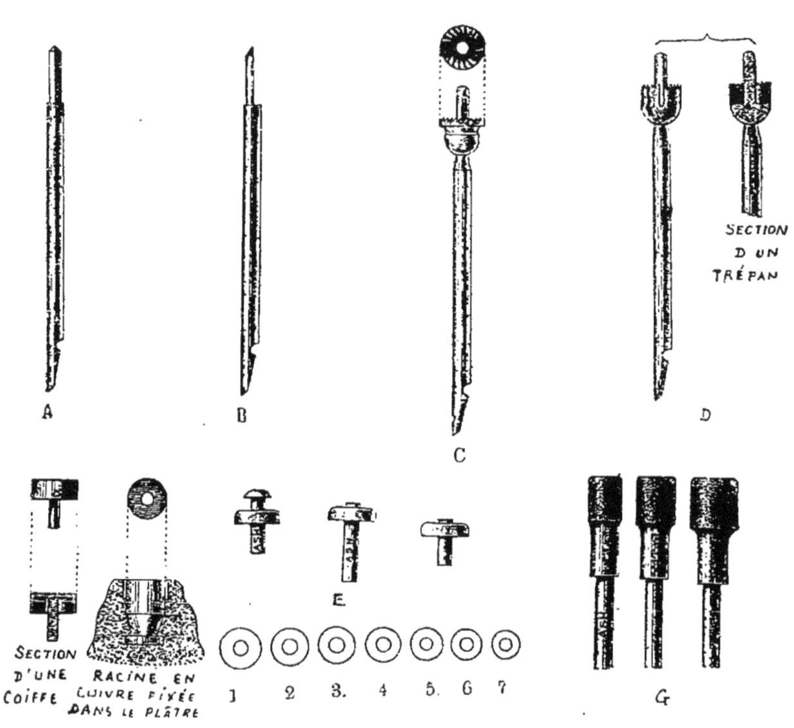
A
B
C
D
SECTION D UN TRÉPAN
SECTION D'UNE COIFFE
RACINE EN CUIVRE FIXÉE DANS LE PLÂTRE
E
1
2
3.
4
5.
6
7
G

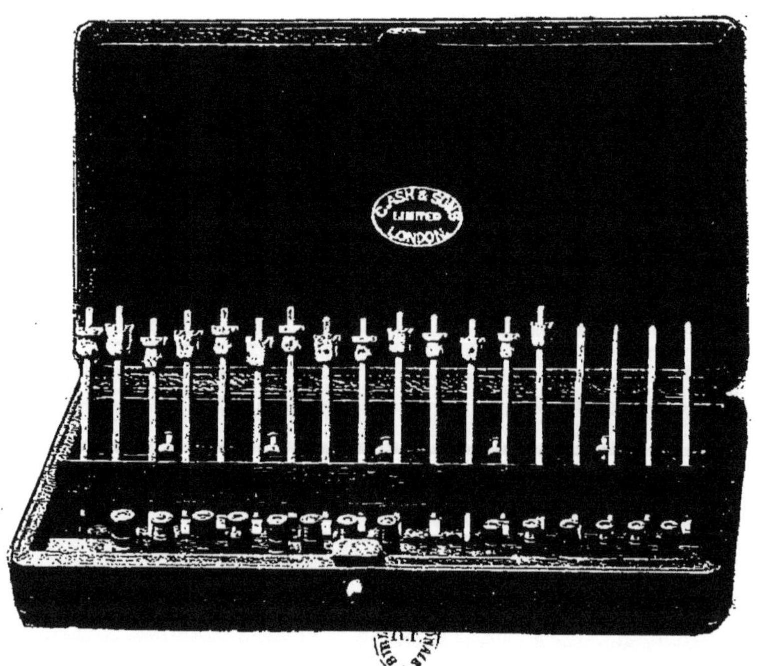
C. ASH & SONS LIMITED LONDON

l'épaisseur voulue pour y adapter ensuite la coiffe correspondante. Elles sont de différentes largeurs suivant les racines. Un numéro marqué à l'extrémité interne du mandrin correspondant à la coiffe.

Coiffes métalliques. — Ces coiffes circulaires sont en laiton (fig. E), avec des pivots plus ou moins longs répondant exactement à la dimension du canal radiculaire. Leur extrémité libre se termine par une tige extérieure avec une tête qui sert à la maintenir dans l'empreinte. Elles se font en sept dimensions (fig. F), correspondant aux divers volumes des racines préparées, et portent des numéros se rapportant à ceux des trépans. De cette façon, la coiffe n° 2, par exemple, s'emboîte parfaitement sur la racine préparée avec le trépan n° 2, et ainsi de suite jusqu'au n° 7, qui est le plus petit.

Paires de racines en cuivre. — Ces racines cylindriques, de diamètre différent, selon les besoins, sont percées verticalement à leur centre d'un trou destiné au pivot. A l'extérieur, l'une des extrémités, celle destinée à être prise profondément dans le plâtre, est taillée circulairement à angle rentrant à un millimètre environ du bord, présentant ainsi une encoche qui assurera son maintien, comme l'indique la figure F. Après avoir pris l'empreinte avec la coiffe, on place la racine en cuivre sur le pivot avant de couler le modèle. Il faut que le numéro de cette racine corresponde à celui de la coiffe. Une fois le modèle coulé, elle se trouve dans le plâtre en remplacement de la racine naturelle et sert à exécuter la dent à pivot avec bague.

Meules diamantées. — Non comprises dans l'écrin. Il en existe trois grandeurs (fig. G) (planche XXX) qui peuvent s'employer indifféremment avec le tour de cabinet ou celui d'atelier. Elles servent à creuser la partie interne de dents minérales, afin de pouvoir les ajuster aux coiffes. Pour s'en servir utilement, il faut, pendant le travail, les humecter constamment avec de la térébenthine camphrée, qui servira de lubrifiant.

Indications nécessaires pour l'exécution des dents a pivot avec bague. Système du Dr Buttner.

Comme suite à la description de chaque instrument et indication de leur utilité, nous allons passer à leur mode d'emploi dans l'ordre.

Après avoir réséqué la couronne cariée (fig. 1) (planche XXXI) et avoir enlevé le nerf, on élargit la cavité pulpaire à l'aide des forets *A*. On prépare ensuite avec les équarrissoirs *B* le canal radiculaire pour recevoir le pivot.

On égalise la surface de la racine (fig. 2) avec la meule à niveler *c*. Cela fait, au moyen du trépan *D*, on use la partie externe de la racine de façon à pouvoir y adapter la coiffe métallique *C*.

Ensuite, on place sur la racine une coiffe (fig. 3) dont le numéro correspond à celui du trépan employé, et l'on prend l'empreinte. Sur cette empreinte, le pivot de la coiffe métallique étant libre, on place dessus la racine en cuivre (fig. 4) correspondante, et on coule le modèle.

On ajuste ensuite la dent sur la muqueuse et la coiffe, on la plaque et on la soude à la coiffe.

Ceci fait, après avoir réparé la soudure, on polit et on pose cette dent (fig. 5), comme une dent ordinaire à pivot.

N. B. — Le reproche fait à cette méthode, c'est qu'elle donne à la racine la forme des instruments, c'est-à-dire cylindrique, et non la forme de la racine ou elliptique.

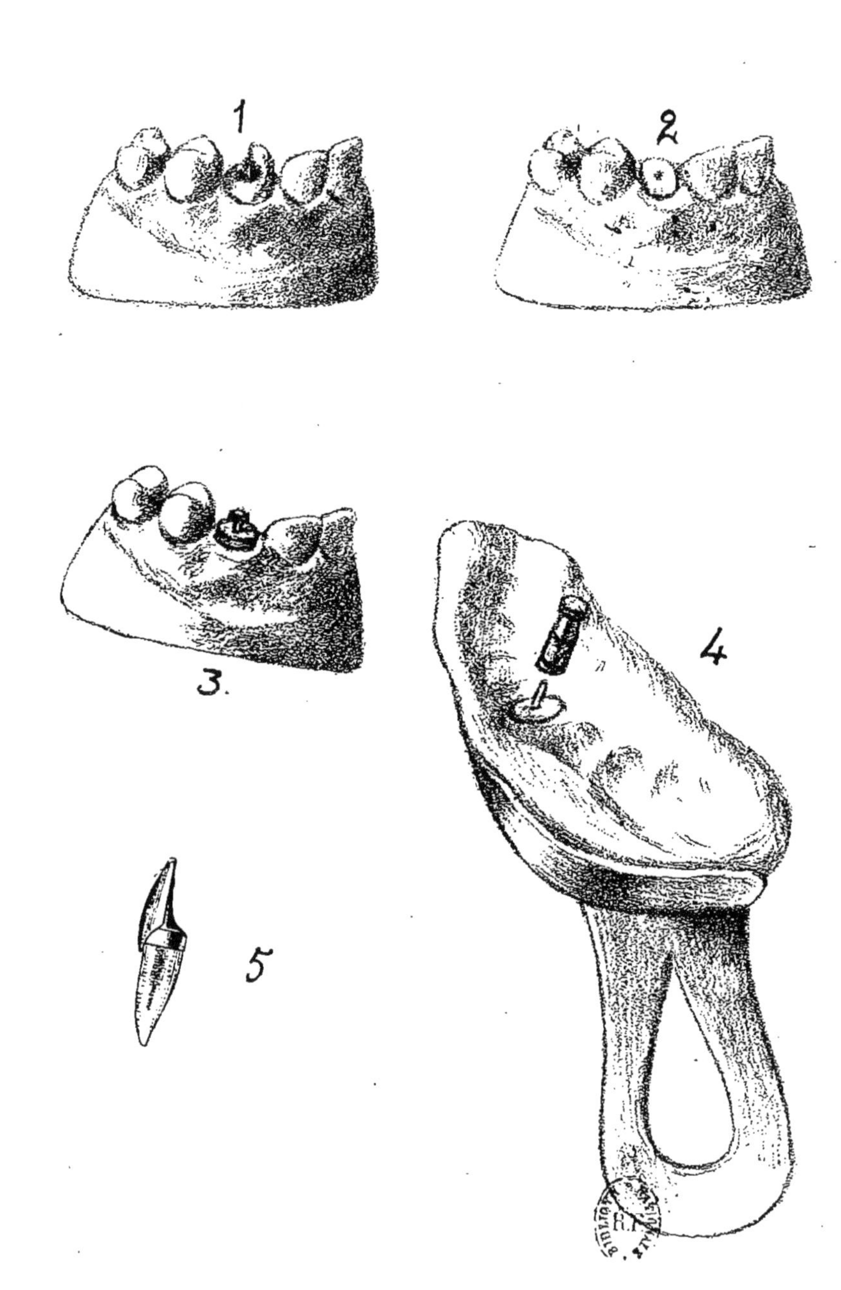
1
2
3.
4
5

SYSTÈME DU Dr J.-LÉON WILLIAMS

Une nouvelle couronne face porcelaine pour dents à pivot (1).

Cette méthode consiste spécialement à poser des couronnes face porcelaine sur les six dents antérieures supérieures, ainsi que sur les prémolaires haut et bas. On peut aussi s'en servir pour les incisives du bas, et les instruments nécessaires pour l'angle droit sont vendus chez le fabricant.

Les instruments employés sont :

Figure 1. — Trépan triconcave (planche XXXII);

Figure 2. — Tréphine petit modèle;

Figure 3. — Tréphine grand modèle;

Figures 4, 5 et 6. — Capes combinées en platine de différentes formes et dimensions pour dent à pivot, à face de porcelaine ou avec longue pointe pour dent à tube;

Figure 7. — Brunissoir en bois avec manche;

Figure 8. — Boîte contenant ces différents objets.

Mon but, en inventant cette méthode, a été d'assurer les avantages de la couronne à bague sans ses inconvénients, c'est-à-dire plus de simplicité et d'exactitude dans le détail du travail, d'où économie de temps pour l'opérateur et meilleur résultat.

Les *avantages* de la couronne à bague sont : une force et une durée plus grande que par n'importe quelle autre méthode.

Les *désavantages* sont : obstacle pour l'adhérence des tissus mous autour de la dent, puis déchaussement et perte de la dent, sans compter le temps nécessaire pour l'ajustement de la bague et la façon de la coiffe.

(1) *The Dental Manufacturing*, Londres.

La première de ces objections est, à mon idée, la plus sérieuse. Même la bague la mieux ajustée (et il y en a très peu) sert de réceptacle à l'accumulation du tartre, aux débris alimentaires et aux microbes buccaux.

Dans ces conditions, il y a une prédisposition à l'ébranlement de la dent, comme cela arrive dans un grand nombre de cas, et son expulsion est rendue inévitable.

La seconde est le temps nécessaire pour confectionner une couronne ordinaire à bague, raison sérieuse à un autre point de vue. Ce qui nécessite, pour le dentiste désirant travailler consciencieusement, une rétribution que beaucoup de patients ne peuvent pas donner.

La nouvelle couronne sera, j'espère, trouvée aussi bien, sinon plus forte et plus durable, que la couronne ordinaire à bague, et n'aura pas les inconvénients mentionnés ci-dessus.

La première phase consiste dans la préparation de la racine avec le trépan triconcave (fig. 1) (planche XXXII), sur lequel j'ai précédemment appelé l'attention dans mes récents articles publiés dans le *Dental Cosmos* et concernant les travaux de porcelaine. Il y a longtemps que j'ai délaissé toutes les autres formes de trépans et alésoirs pour donner la préférence à cet instrument, et je pense que tous ceux qui l'ont essayé sont unanimes à reconnaître sa supériorité. Il coupe rapidement et aisément et peut toujours être aiguisé sur la pierre à l'huile.

Le canal ayant été nettoyé et élargi, on fait une rainure (*a*) sur la face radiculaire de la racine avec une des tréphines indiquées figures 2 et 3. Le n° 2 est employé pour les centrales et les canines, et le n° 3 pour les incisives latérales.

La pointe (*b*) de la tréphine pénétrant dans le canal de la racine sert à maintenir l'instrument dans sa position normale. La rainure sera suffisamment profonde pour recevoir la bague qui est placée sur le plateau, comme il est montré dans les

PLANCHE XXXII

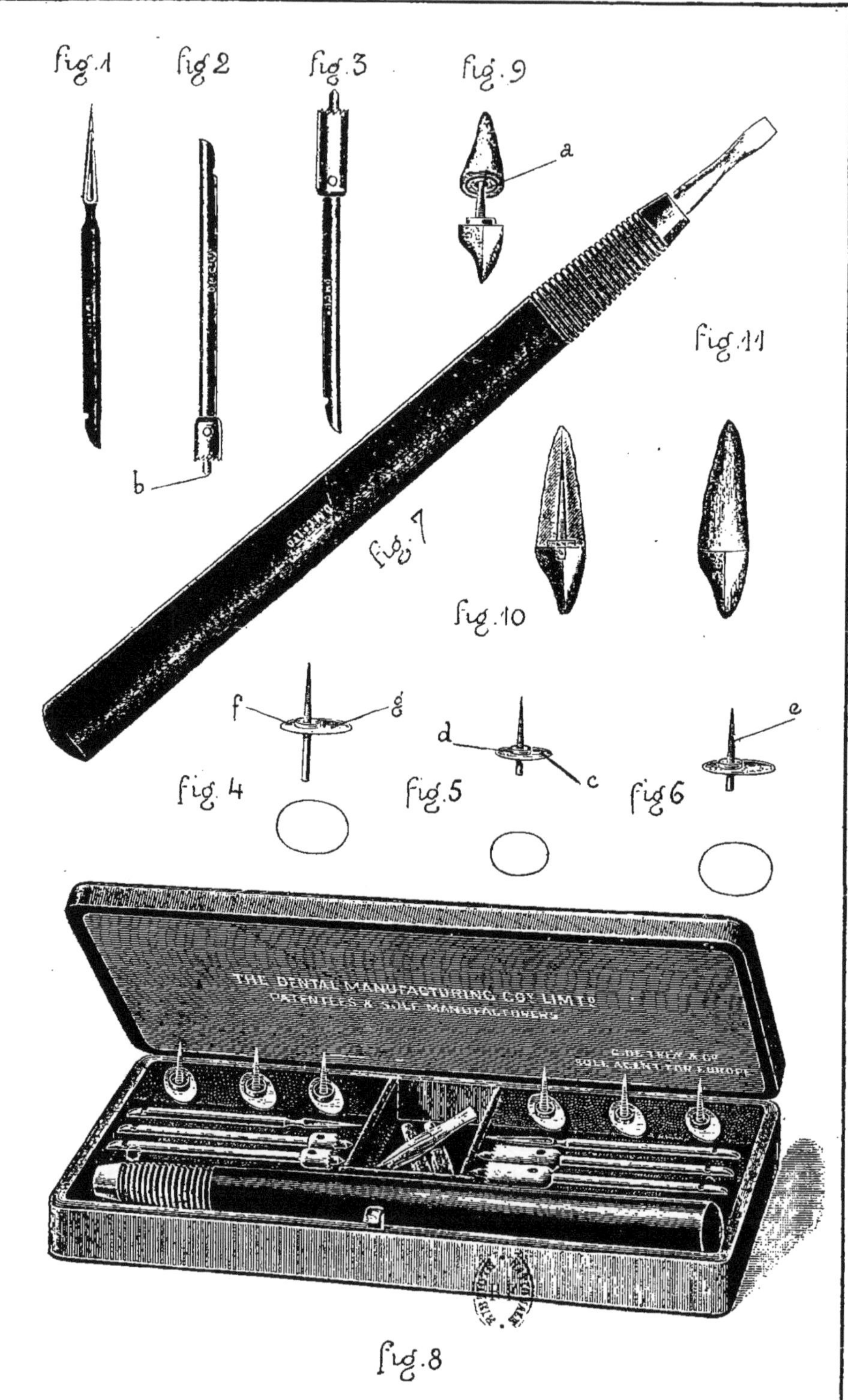

figures 4, 5 et 6 (planche XXXII). Le plateau (*c*), la bague (*d*) et le pivot (*e*) sont fournis tout faits chez le fabricant et sont vendus ensemble. Aussitôt que la rainure est faite dans la racine, on choisit la bague (*accompagnée du pivot et du plateau*) qui s'ajuste le mieux, et avec le brunissoir en bois (fig. 7) on applique le plateau sur la racine pour qu'il y ait contact parfait. Le platine mince se modèle facilement sur les bords de la racine et laisse une marque tout autour du plateau, laquelle sert d'indication pour avoir exactement la taille et la forme de la racine.

Le côté le plus court (*f*) du diamètre du plateau en platine est pour le devant de la racine, et le plus long (*g*) devra s'étendre suffisamment sur l'arrière de la racine pour former un collier fendu derrière et courbé sur la partie saillante de la racine.

Le plateau de platine étant soigneusement adapté sur la racine au moyen du brunissoir en bois, la face de porcelaine est choisie, cuite, ajustée et collée à la cire sur le plateau, comme l'on fait pour une coiffe.

Avec cette méthode, il sera beaucoup plus facile d'ajuster la face porcelaine sur le bord de la racine que dans la couronne ordinaire à collier. La bague se place dans la rainure faite dans la racine avec une grande précision; il n'y a donc aucun mouvement, et, lorsque la face porcelaine est collée et placée en position, elle reste où on l'a placée.

Le temps nécessaire pour ajuster une de ces couronnes prêtes pour le revêtement est relativement court, car, y compris la préparation de la racine, il ne faut compter environ que quinze minutes.

La figure 9 représente la couronne complète prête à être cimentée;

La figure 10 représente la couronne complète en coupe;

La figure 11 (planche XXXII) représente la couronne complète en position sur la racine.

A première vue, on se rend compte que cette couronne avec les bagues cimentées dans une rainure est supérieure comme force et comme adaptation à celles qui ont été inventées jusqu'à ce jour, car le ciment fixant le pivot dans la racine est ainsi complètement à l'abri de la salive, ce qui empêche le pivot de se rompre. De plus, aucune partie de la couronne ne touchant la gencive, celle-ci n'est donc pas lésée comme dans la couronne ordinaire à bague, et la face porcelaine, venant s'ajuster directement sur la racine, fait disparaître toute trace d'artifice.

Le pivot et le plateau indiqués par les figures 4, 5 et 6 conviennent à toutes les couronnes en porcelaine de prémolaires. Ils sont faits d'après mes indications par la *Dental Manufacturing Company of London*. Ils doivent être ajustés comme je l'ai décrit ci-dessus, et la couronne porcelaine peut alors être cuite dans un four électrique ou dans un four à gaz. Le pivot et le plateau peuvent être premièrement cimentés en position, et la couronne attachée sur la partie externe du pivot dépassant le plateau au moyen du ciment ou de l'amalgame.

Pour faire une couronne à collier, poser une mince bande courbe d'or ou de platine sur le plateau à l'arrière du revêtement, juste avant de souder.

SYSTÈME JOHANNIDÈS (1)

Le nouveau procédé préconsié par M. Johannidès a pour caractéristique de présenter une bague sans soudure. Après préparation de la racine, on ajoute directement sur celle-ci, à l'aide d'un brunissoir, une plaquette de platine suffisamment mince qui, débordant autour de la racine, en garde l'empreinte; avec une pince, on rabat la partie débordante, qu'il n'y a plus qu'à appliquer au pourtour de la racine pour obtenir une adhérence parfaite de la bague. On renforce ensuite la partie postérieure (palatine) de la bague, en y soudant une demi-bague qui servira à former le talon de la dent.

Une variante du procédé de M. Johannidès consiste à souder sur la plaque un anneau d'un diamètre plus petit que celui de la première bague qui vient s'emboîter dans une rainure préalablement faite sur la racine à l'aide d'une tréphine. Pour ne pas provoquer un affaiblissement de la racine, la rainure ne doit pas dépasser la profondeur d'un millimètre.

Les avantages de la méthode de M. Johannidès sont :

1° Possibilité d'un ajustage parfait par suite de la minceur de la plaque, ce qui permet à la gencive de recouvrir la dent sans l'inflammation que provoque une bague épaisse;

2° Rapidité très grande d'exécution, dont M. Johannidès a donné la preuve, en confectionnant, séance tenante, une dent à pivot parfaite à tous égards.

(1) *L'Odontologie.*

APPAREIL FRETTEUR DU PROFESSEUR TOUVET-FANTON

Cet appareil sert à décolleter une racine selon sa forme, afin de tracer avec précision l'emplacement d'une *frette* ou bague à son collet. L'originalité de l'appareil du professeur Touvet-Fanton réside dans la faculté qu'il possède de décolleter la dent, non pas seulement d'une manière circulaire, mais suivant sa forme propre.

Il doit cet avantage à un dispositif extrêmement ingénieux qui consiste en une sorte de tige d'acier circulaire à une extrémité, ovale à l'autre, et présentant ainsi dans sa continuité la succession des formes les plus usuelles des collets des racines. (Cette tige peut être considérée comme un gabarit, c'est-à-dire un modèle répondant aux différentes formes. Pour la commodité de la description, nous l'appellerons le *Gabarit* tout court.)

Pour la facilité de la description, nous décomposerons l'appareil en deux parties principales : l'axe et la périphérie.

A. — *Axe.*

Mobile dans la partie périphérique.

Il comporte successivement :

1° Une pointe d'ancrage aplatie latéralement A, portant de chaque côté une petite dent B destinée à l'assujettir dans la partie centrale de la racine (planche XXXIII);

2° Le gabarit C cité plus haut;

3° Une portion de tige D, lisse, sur laquelle glisse un index métallique E destiné à repérer la hauteur du décolletage;

4° Une vis sans fin F, qui traverse un écrou mobile seulement G dans un plan perpendiculaire à l'axe et porte un

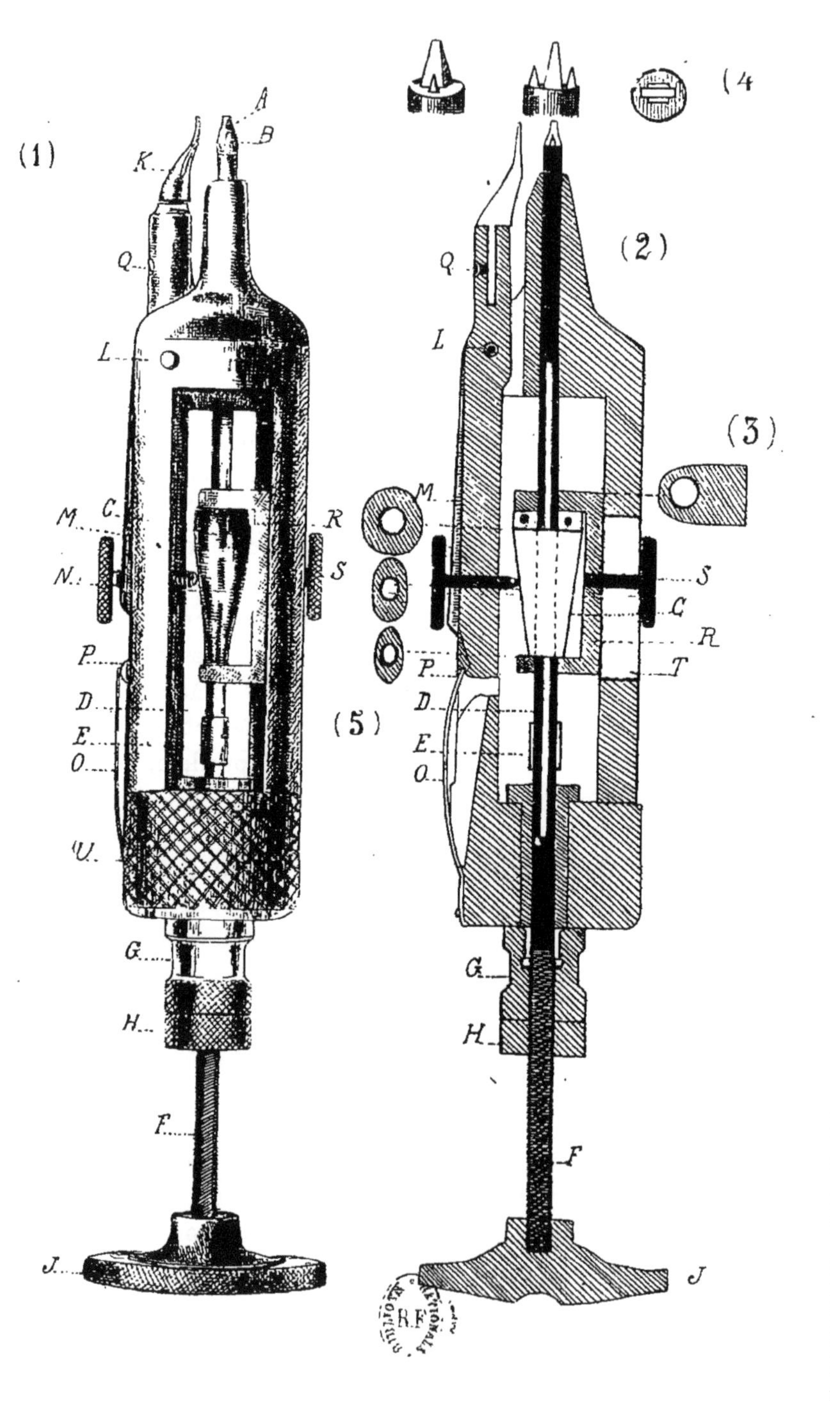
(1)
A
B
K
Q
L
M
C
R
N
S
P
D
E
O
U
G
H
F
J
(2)
(3)
(4
(5)
Q
L
M
S
C
R
P
T
D
E
O
G
H
F
J

second écrou H ou contre-écrou qui se meut suivant le pas de vis;

5° Un bouton terminal aplati qui est le bouton d'appui J (planche XXXIII).

B. — *Partie périphérique.*

Formé d'un bloc d'acier évidé en son centre en forme d'ouverture rectangulaire allongée.

1° Le bloc porte à la partie supérieure un ciseau aplati K, dont l'axe de rotation est figuré en L et faisant corps inférieurement avec une lame d'acier rigide M qu'on peut avancer ou reculer au moyen d'une vis N prenant son point d'appui sur le gabarit. Cette lame rigide est maintenue elle-même par en bas par une autre lame O flexible, celle-ci, fixée par sa partie inférieure à la partie molletée de la périphérie, et appuyant son extrémité supérieure sur un prolongement de la lame rigide P; la pointe du ciseau interchangeable est fixée par son prolongement au moyen d'une petite vis Q;

2° A la partie inférieure de la périphérie, on aperçoit un chariot R dont les extrémités recourbées à angle droit sont traversées par l'axe, et entre lesquelles se trouve inclus le gabarit faisant lui-même partie de l'axe.

Ce chariot mobile est relié d'autre part sur son centre à une vis extérieure à l'appareil S et qui, en glissant dans une rainure adjacente T, permet de l'élever ou de l'abaisser à volonté.

Enfin, la zone périphérique se termine par une partie V molletée, qui permet de maintenir solidement l'appareil et plus bas par l'écrou G déjà cité pouvant se mouvoir seulement dans le pan perpendiculaire à l'axe.

La figure 3 représente la projection horizontale du chariot.

La figure 4 représente la pointe d'ancrage munie de ses dents, vue de face, de profil et en projection horizontale.

La figure 5 représente la coupe du gabarit à trois hauteurs différentes correspondant à trois formes différentes du collet de racines.

I. — **Réglage de l'appareil.**

Trois points de vue :

A. — *Obtenir la forme de la racine.*

Glisser le chariot 10, en agissant sur la vis de serrage 13 (planche XXXIV), jusqu'à ce que la pointe de la vis 19 affronte la canne d'acier 9 (gabarit des différentes formes des dents), à la section (à la hauteur) qui correspond sur cette canne, à la forme plus ou moins ovale ou ronde de la racine considérée. Fixer alors la vis 13 contre l'appareil.

B. — *Obtenir la dimension de la racine.*

Manœuvrer la vis 19, qui éloigne ou rapproche horizontalement le ciseau 22 de la pointe d'ancrage 4, de manière que, cette pointe 4 étant assujettie dans le canal au centre de la racine, le couteau 22 affronte les bords de celle-ci.

Remarque. — Orienter toujours le plat de la pointe 4, en correspondance avec l'ovale naturel du canal, soit dans le sens du plus grand diamètre de la racine. Sur une dent normalement placée, les pointes latérales se trouveront donc à droite et à gauche.

C. — *Obtenir la hauteur du sillon de décolletage* (hauteur de la frette).

Le ciseau (ou rabot) 22 bien assujetti dans sa matrice, on desserre le contre-écrou 8, et en manœuvrant convenablement l'écrou 5, on monte ou on descend la tige 2 (au central), pour régler la distance *verticale* entre la pointe du ciseau 22 et celle de la pointe d'ancrage 4. Cette distance devra donner la profondeur du sillon à tracer. Ce réglage contrôlé, on fixe l'axe 2 au moyen du contre-écrou 8.

PLANCHE XXXIV

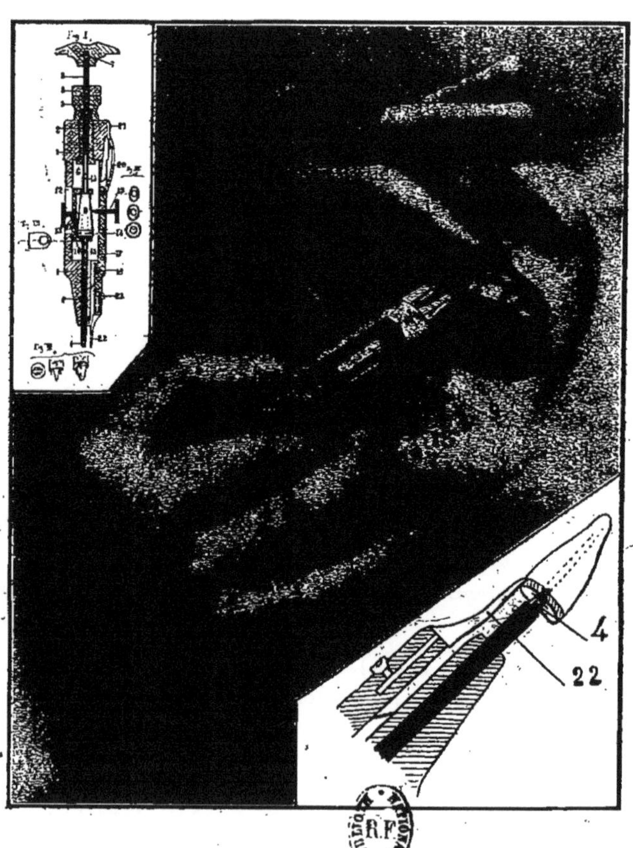

II. — **Manuel opératoire proprement dit.**

La racine étant préparée comme d'usage : surface de section et bords sur un plan aussi net que possible, présentant *bien au centre* un orifice indifféremment étroit et profond naturel (canal) ou artificiellement créé au foret.

De la main gauche. — Découvrir entre deux doigts la région du maxillaire où siège la racine. Entre le pouce et l'index pour les dents supérieures gauches, le pouce préparant un soutien à l'appareil, l'index écartant la lèvre. Inversement pour les dents supérieures droites et quelques dents inférieures. Entre l'index et le médium pour les dents inférieures en général.

De la main droite. A. — Saisir l'appareil par la partie molletée (1-24) avec le pouce, l'index et le médium; le bouton d'appui 7 pressé contre la base articulaire de ces deux derniers doigts.

B. — *Ancrer* fermement dans le canal (jusqu'à rencontre d'un fond solide), la pointe 4 (planche XXXIV) *bien orientée,* destinée à fixer en position stable l'axe central 2 dont elle forme l'extrémité inférieure.

C. — Maintenir l'autre extrémité de cet axe, le bouton d'appui 7 dans la position indiquée en A, en le *pressant modérément* vers la racine et perpendiculairement à la surface de section.

D. — Actionner alors le ciseau 22 en faisant *pivoter tout le reste de l'appareil* autour de l'axe central *maintenu fixe.*

On entraîne pour cela (un peu à la manière d'un tournevis d'horloger) la partie molletée (1-24) *à l'aide de l'extrémité des trois doigts* susindiqués (*sans action du poignet sans efforts,* par petits mouvements de rotation successifs et de va-et-vient, *délicats,* quoique décisifs), jusqu'à ce que le léger emplacement de la frette soit complètement tracé.

COURONNE RICHMOND

Procédé pratique pour son exécution.

Après avoir réséqué la couronne cariée, on enlève le nerf et on élargit la cavité pulpaire, on nivelle ensuite la surface de la racine, légèrement au-dessous de la muqueuse par son côté labial en laissant une convexité centrale (fig. 1) (planche XXXV). Pour compléter la liste des instruments (p. 56, chap. III) destinés au décolletage de la racine, citons aussi la fraise Frauchette avec un épaulement, la fraise coupe-émail ordinaire avec section plane. On peut au préalable anesthésier la gencive de façon à rendre l'opération plus supportable.

La préparation de la racine terminée, on prend exactement son pourtour à l'aide d'un dentimètre (fig. 2) muni à son extrémité d'un fil de fer très fin (dit liasse à couronne).

Après avoir pris la mesure exacte de la racine, on sectionne par moitié le fil de liasse (fig. 3), et l'on découpe ensuite une petite bande d'or fin (fig. 4) de 2 millimètres de hauteur au 4 d'épaisseur de la filière; avec cette bande d'or, on forme une petite bague que l'on soude.

Alors on adapte cette bague sur la racine en l'enfonçant presque entièrement de façon à pouvoir ensuite amener son niveau à l'aide d'une petite meule à coïncider exactement avec celui de la racine.

Ensuite, retirer la bague avec beaucoup de précaution pour éviter de la déformer; cette bague ainsi obtenue (fig. 5), la poser sur une petite plaquette d'or, en la fixant au moyen d'un fil de fer très fin (fig. 6), enduire de borax la partie extérieure en mettant un petit morceau de soudure (le tout à

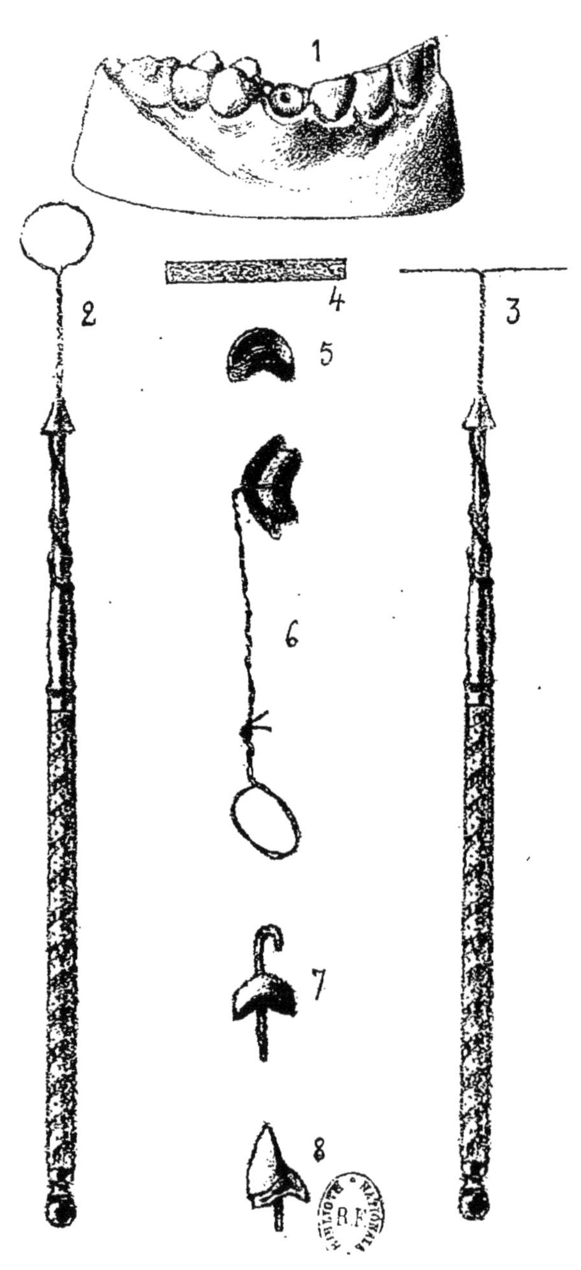
1
2
3
4
5
6
7
8

l'extérieur) pour donner à la partie interne un angle vif nécessaire à l'exactitude de cette opération.

Découper les bords au niveau de la bague, et bien finir avec la lime fine, ce qui donnera un coiffage parfait.

A l'aide d'un pivot de bois introduit dans la racine et dépassant légèrement, imprégner le pivot à sa base d'un mélange d'huile et de vermillon pour permettre d'indiquer à la coiffe posée l'emplacement exact du pivot; la coiffe percée est alors placée sur la racine; y introduire le pivot de la longueur et de la largeur du canal; le coller à la cire forte, retirer le tout après deux essayages au moins pour s'assurer des on exactitude.

Souder ce pivot en ayant soin avant sa mise en plâtre et terre d'enduire l'intérieur de la coiffe d'un peu de blanc d'Espagne, pour éviter à la soudure de travailler à nouveau à cet endroit.

Ceci fait, placer la coiffe et son pivot sur la racine, le pivot ayant été laissé plus long sur sa partie convexe sera recourbé (fig. 7) (planche XXXV) pour permettre son maintien dans l'empreinte qui doit être prise le travail fait.

L'empreinte moulée, couper le pivot, recourber presqu'au ras de la coiffe, ajuster la dent en ayant soin de laisser dépasser légèrement le bord labial pour éviter toute trace d'artifice, ce qui donne une juxtaposition parfaite sur la gencive (fig. 8).

Contre-plaquer la dent, la souder en employant une soudure inférieure à la première, et de la même façon qu'une dent à pivot ordinaire.

N. B. — On reproche parfois aux dents Richmond, surtout appliquées sur des racines antérieures, de produire une légère irritation gingivale qui laisse à découvert la partie antérieure de la bague; pour remédier à cet inconvénient, on peut ne conserver que la partie linguale et proximale en supprimant toute la partie labiale. Cette résection du métal s'opère à la lime après avoir soudé le plateau.

DENT WESTON

La dent Weston est une dent spéciale pour pivot, et ne s'emploie que sur les racines d'incisives et de canines. Sa surface labiale est semblable à celle des autres dents. Sa surface linguale (fig. 1) (planche XXXVI) est creusée d'une cavité destinée à loger la plaquette sur laquelle sera soudée le pivot. Les crampons sont fixés dans la cavité au milieu de la dent dans sa partie la plus épaisse.

Le pivot spécial (fig. 2) est en platine, et en forme de fer de lance découpé, il présente des saillies destinées à assurer une plus grande rétention. Le pivot est soudé sur une plaquette en platine, laquelle est à son tour munie de deux perforations pour y introduire les crampons et être ensuite soudée à ces derniers.

La dent est ajustée séparément (fig. 3), pivot et plaquette sont adaptés ensuite. Dent et pivot sont collés à la cire, essayés et, selon les besoins, placés en bouche et finis ensuite.

On peut procéder en deux temps :

1° En ajustant la dent et y fixant le pivot;

2° En formant le talon avec or, amalgame ou ciment.

PLANCHE XXXVI

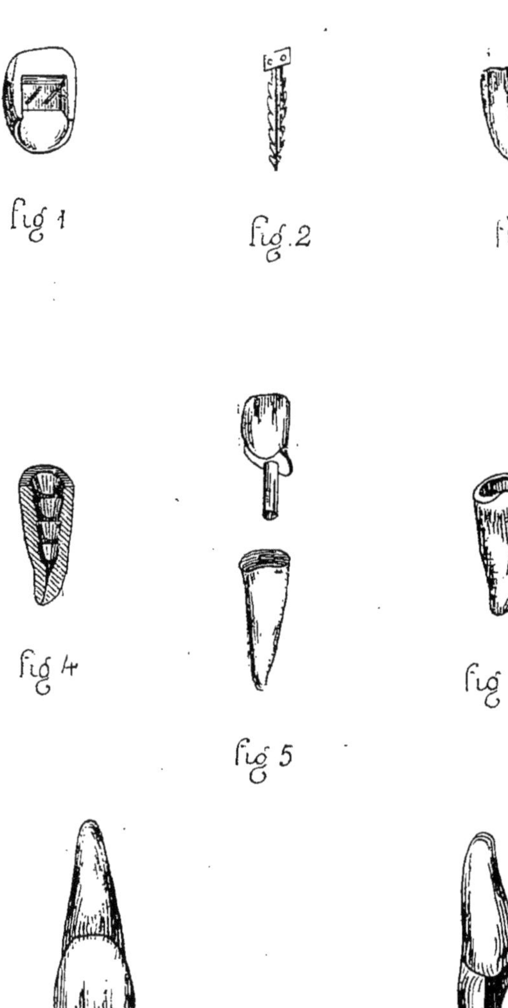

SYSTÈME DE LEECH-LOW

Les dents dites de Leech et de Low sont des dents sans gaine. Le pivot de la dent de Leech (fig. 5) (planche XXXVI) est formé d'un tube creux (fig. 4) fendu dans le sens de l'axe, sur environ le quart de la longueur du pivot. La racine doit être préparée plus large au fond qu'à l'entrée, pour permettre de fouler la matière obturatrice, laquelle fera écarter le pivot à sa partie libre et augmentera ainsi la rétention.

On peut adresser à cette méthode deux reproches : le premier, d'affaiblir la racine à l'endroit où elle est le plus mince, et le second, la difficulté qu'il y a de bien tasser la matière obturatrice.

Les dents de Low possèdent un pivot dit à télescope. Ce pivot à gradins est formé de plusieurs cylindres superposés ayant sa partie la plus large au niveau cervical (fig. 4) de la couronne, et devenant de plus en plus étroit à son extrémité.

Avec ce pivot, on emploie des alésoirs qui correspondent à sa forme. La figure 6 représente la partie cervicale de la racine prête à recevoir la couronne.

La figure 7 représente la couronne scellée sur la racine.

La figure 8 représente de côté la face linguale et labiale de la couronne terminée.

DENT DE HOW

Nous extrayons du très intéressant *Traité théorique et pratique* des couronnes artificielles et du Bridge-Work de M. le Dr Roussel la description de la couronne de How.

En 1883, deux modèles de couronnes à peu près semblables aux précédentes furent présentés par le Dr W. Storer-How :

1° Un modèle à quatre crampons évidés à la partie centrale pour le passage de la vis servant de pivot pour les incisives, les canines et les prémolaires (fig. 26) (planche XXXVII);

2° Un modèle sans crampons et à large canal pour les prémolaires et les molaires (fig. 27).

Couronnes à quatre crampons. — Pour ajuster une couronne à quatre crampons, on préparait la racine comme pour une couronne ordinaire, un peu au-dessous de la gencive, du côté labial; il fallait, de plus, avec une fraise à cône renversé ou une fraise de Willard (fig. 28), creuser autour du canal une concavité de 1 à 2 millimètres de profondeur (fig. 29), d'un diamètre égal à la moitié de celui de la racine et légèrement en queue d'aronde, puis élargir le canal, le tarauder et y mettre une vis correspondant au taraud.

Lorsque la dent avait été ajustée sur la racine, on la saisissait avec l'instrument représenté (fig. 30); cet instrument pouvait être remplacé par une simple tige en métal du diamètre du pivot. A l'aide d'une pince de How, les crampons étaient rabattus sur cette tige de différentes façons, en commençant par ceux qui étaient placés près du bord incisif.

1° Les quatre crampons étaient courbés deux à deux l'un contre l'autre;

PLANCHE XXXVII

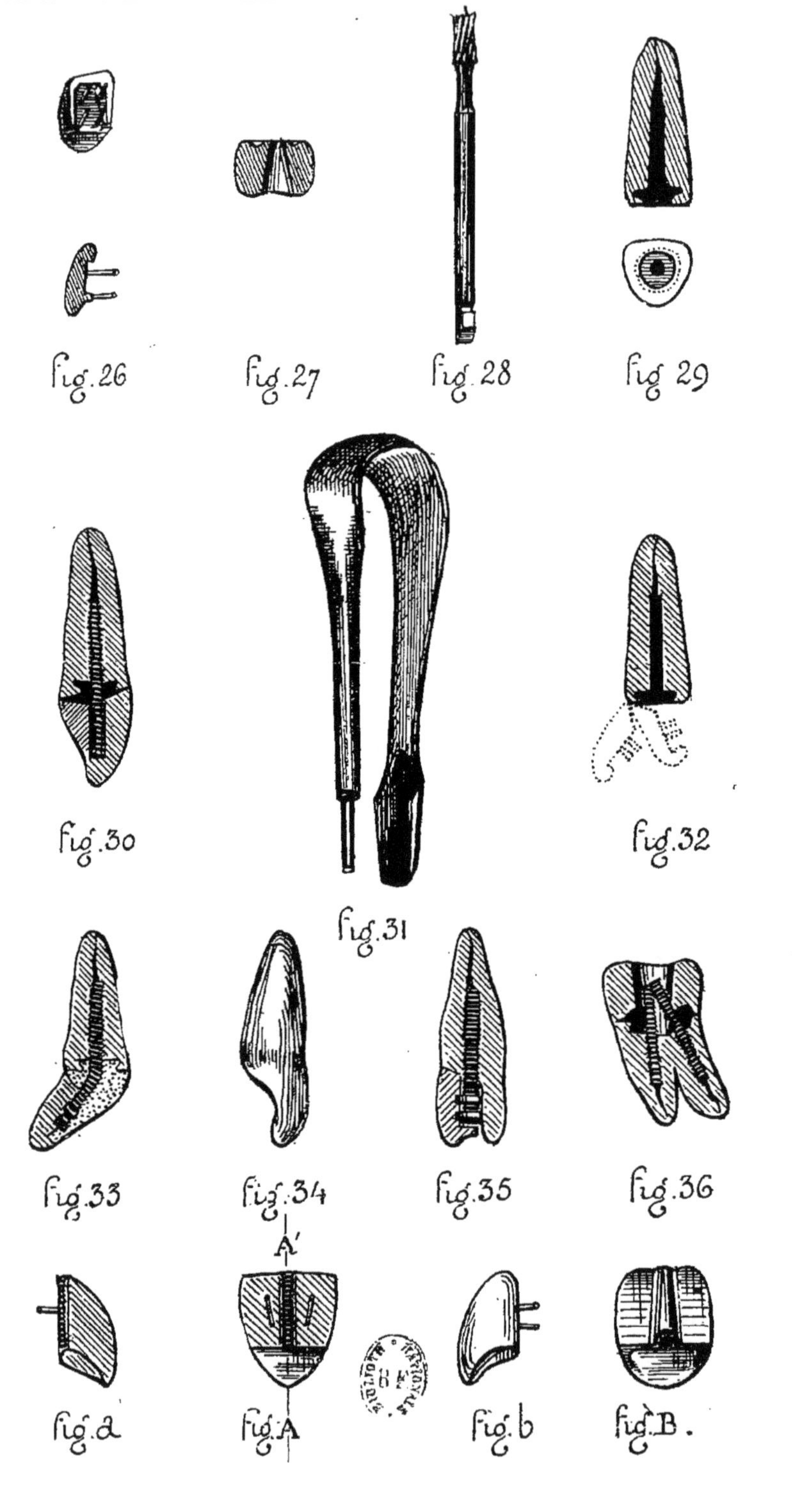

2° Deux des crampons étaient courbés, les deux autres tordus.

Les quatre crampons étaient tordus deux à deux, procédé préférable dans le cas d'un large contour.

La couronne était alors replacée sur le pivot, et l'articulation vérifiée.

Enfin, après s'être assuré que la dent opposée ne touchait pas les crampons, on les resserrait sur la vis au moyen de pinces fines. Le joint labio-cervical recouvert de substance obturatrice, il ne restait plus qu'à remplir d'amalgame la cupule faite dans la racine et à en recouvrir les crampons et la face linguale de la porcelaine en donnant au tout une forme convenable.

La figure 30 (planche XXXVII) représente la dent terminée.

Lorsque la racine était très carrée, on taraudait la partie supérieure du canal pour y mettre la vis; la partie manquante était remplacée par du ciment, et la dent était montée comme dans le cas précédent.

On pouvait aussi courber la vis de façon à donner à la dent l'inclinaison nécessaire.

La figure 32 montre la latitude permise.

La vis pouvait même être limée de la moitié de son épaisseur (fig. 33).

Les prémolaires à quatre crampons permettaient de remplacer le tubercule jugal des dents naturelles, lorsqu'il venait à se séparer de la couronne.

La figure 34 représente une prémolaire de la mâchoire supérieure dont le tubercule jugal manque, et la figure 35 la dent mise en place.

L'espace vide était rempli par de l'amalgame.

Des vis en alliage ne s'amalgamant pas étaient faites spécialement pour ces couronnes; à défaut de ce métal, on pouvait se servir de platine iridié.

Couronnes sans crampons. — Le deuxième modèle sans crampons, avec évidement, analogue à celui de Bonwill, mais disposé différemment, ne se faisait que pour remplacer les prémolaires et les molaires.

La figure 27 (planche XXXVII) représente la coupe transversale d'une de ces dents.

Pour la pose des molaires, le collet de la racine était évidé; les canaux élargis et taraudés pour recevoir deux vis de How, dont on rapprochait les extrémités libres, de façon à ce qu'elles puissent passer au travers de l'ouverture qui était élargie vers la face triturante (fig. 36).

Cette couronne se plaçait facilement sur la racine. On meulait la face triturante pour lui donner la forme que réclamait l'articulation, sans modifier pour cela l'évidement intérieur.

L'ajustement terminé, la racine était remplie d'amalgame dont on recouvrait le bord cervical; la couronne était mise en place, et en l'y maintenant, on essayait de nouveau l'articulation.

L'opération se terminait en remplissant la couronne d'amalgame que l'on pouvait facilement tasser par l'ouverture, de façon à obtenir une attache solide.

Les prémolaires étaient montées de la même manière; on pouvait employer une ou deux vis.

Cette couronne, comme la couronne Foster, pouvait aussi être tenue par une vis à tête.

Un procédé préférable consistait à mettre la vis dans la racine avant d'ajuster la couronne. On recouvrait d'abord la racine, puis on remplissait la couronne avec de l'amalgame que l'on comprimait en vissant un écrou à l'extrémité du pivot. L'amalgame était quelquefois remplacé par du ciment ou de la gutta-percha.

DENT DE BING

Pour ce système, on se sert de dents plates, sur la face linguale (fig. A) (planche XXXVII) desquelles on fait une rainure à la meule pour permettre d'y placer une vis taraudée. Au préalable, on a soin de contre-plaquer la dent avec du platine mou très mince que l'on applique à sa face dorsale en suivant la rainure. On recourbe ensuite les crampons et on soude un demi-cercle (fig. B) de platine épais à la partie inférieure de la dent.

C'est dans ces deux anneaux ainsi transformés qu'on placera la partie du pivot qui émerge de la racine et qu'on calera au moyen de petits coins métalliques glissés entre les anneaux et la vis.

On complète la forme du talon de la couronne au moyen de l'amalgame.

La figure *a* représente l'incisive centrale en coupe prise par A à A'.

La figure *b* représente le profil de l'incisive centrale.

COURONNE WHITESIDE (1)

Le caractère distinctif de cette couronne est la position de l'évidement ou mortaise dans lequel se placera le pivot libre et la forme de ce pivot.

La mortaise des couronnes supérieures (fig. 503) (planche XXXVIII) est placée vers le côté labial ou jugal, pour laisser plus de substance du côté palatin ou lingual, côté sur lequel s'exerce la plus grande force. Les chances de fracture se trouvent ainsi diminuées, surtout dans le cas d'une articulation basse. La dent peut être alors réduite de hauteur sans être affaiblie d'une manière sensible.

Le pivot en alliage (fig. 504) est posé de champ et disposé de façon à ne présenter aucun point faible et à éviter la courbure ou la rupture, au point de jonction de la couronne et de la racine, sous l'effort de la mastication. En dehors de ces deux qualités principales, toute tendance aux mouvements de rotation et à sa sortie du canal se trouve évitée. Il existe une grande variété de pivots, ce qui permet de les appliquer à toutes les racines.

La figure 505 montre l'application de ce pivot aux racines bifides; les deux pivots peuvent être plus ou moins écartés.

En cas de fracture de la couronne, le remplacement est très facile et se fait comme dans les cas précédents.

Les couronnes inférieures présentent une disposition inverse; la mortaise se trouve du côté lingual, et le pivot est aussi placé en sens contraire.

La figure 506 montre une prémolaire inférieure articulée

(1) Dr Roussel : *Traité théorique et pratique des couronnes artificielles et du bridge work.*

PLANCHE XXXVIII

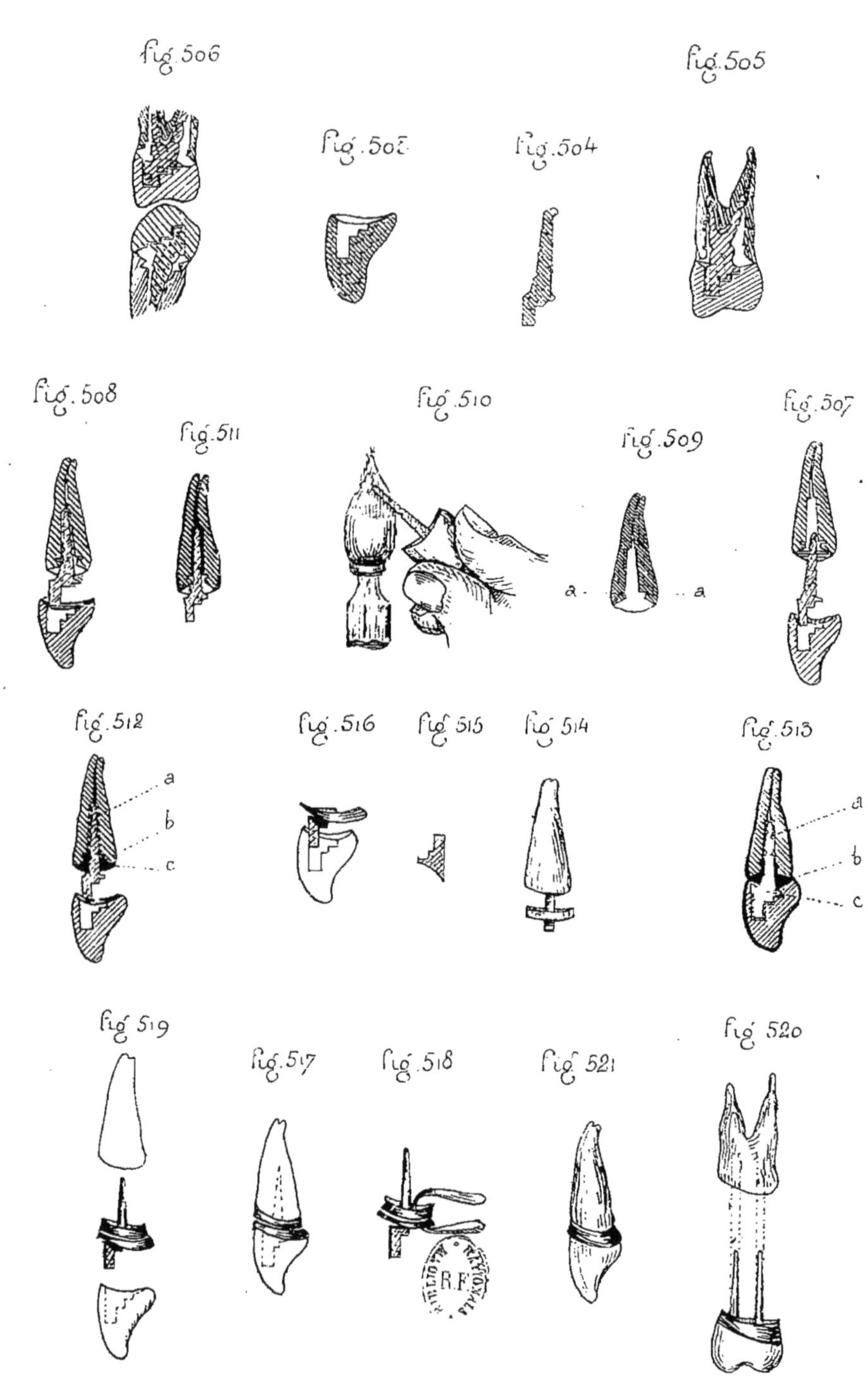

avec son antagoniste : la réduction de hauteur des deux couronnes ne diminue que très peu la résistance de la dent.

Application. — Pour poser ces couronnes, on élargit le canal jusqu'à ce qu'il ait pris une forme ovale, et la base est rendue concave à l'aide d'une mèche à tête ronde de Willard, et comparée suivant la courbure gingivale.

Ajuster la couronne, remplir de ciment la racine et la mortaise et mettre le pivot en place. Le tout est maintenu ensemble, jusqu'à ce que le ciment durcisse (fig. 507) (planche XXXVIII). On peut encore fixer le pivot d'abord dans la racine avec de la gutta-percha, puis cimenter la couronne (fig. 508).

Parmi les différentes méthodes de scellement de ces couronnes sur la racine, la suivante offre plus de garanties, surtout quand il y a détérioration par la carie.

Après avoir préparé la racine, faire une rainure tout autour du canal, à un millimètre et demi de la base (fig. 509, *a a*). Ajuster la couronne, mettre un cône de gutta-percha dans le canal. Placer le pivot dans la couronne sans les réunir définitivement et chauffer la pointe sur la flamme d'un bec de Bunsen, ou d'une lampe à alcool (fig. 510). Puis forcer le pivot dans la racine en mettant la couronne dans la position convenable. Enlever cette dernière et laisser le pivot dans la racine, où il se trouvera maintenu par la gutta-percha (fig. 511). L'excès de gutta-percha pourra être enlevé avec un instrument chaud. On placera de l'amalgame à durcissement rapide dans la rainure et tout autour du pivot, en quantité suffisante pour couvrir la surface entière de la racine (fig. 512) : *a* est la gutta-percha, et *b* la concavité de la racine remplie d'amalgame. Condenser ce dernier en pressant la couronne contre la racine avec la main ou à l'aide de quelques coups de maillet. Pendant qu'elle est en position, enlever le surplus de l'amalgame avec un instrument en forme de lame très mince, retirer la couronne et conserver cette surface d'amalgame bien sèche, pendant que le ciment sera placé dans la mortaise. Avoir soin de la remplir entièrement et éviter les bulles d'air. Remettre le tout en place sur la racine et bien maintenir avec la main jusqu'à ce que le ciment soit durci. La figure 513 (planche XXXVIII) représente la coupe d'une racine sur laquelle une couronne a été montée de cette manière; *a* est la gutta-percha, *b* l'amalgame protégeant le pivot, *c* le ciment scellant la couronne sur la base. Ce mode de fixation permet de tenir fermement le pivot dans la racine, qui se trouve protégée, en cas de désagrégation du ciment.

Couronne Whiteside montée sur une coiffe. — Cette couronne peut être posée sur une coiffe emboîtant la racine (fig. 514) (planche XXXVIII). A cet effet, un disque d'or à vingt-quatre carats au numéro 3 pourra être bruni dans la concavité et sur le bord de la base de la couronne; on fera un trou au point correspondant à la mortaise et on y passera la partie coronaire d'une tige (fig. 515), qui y sera soudée. La cupule de la couronne sera ainsi formée.

Les surfaces de la coiffe et de la cupule seront limées jusqu'à ce que la couronne s'ajuste (fig. 517), une gouttelette de cire placée sur la partie externe de la cupule permettra de fixer la coiffe de la racine.

Lorsqu'elles seront réunies dans leurs positions normales, on pourra les enlever de la racine. La porcelaine retirée, elles seront mises en revêtement ou maintenues avec des pinces, et soudées avec de la soudure à vingt ou vingt-deux carats (fig. 518). Si elles ont été soigneusement ajustées, elles ne se déplacent pas pendant la fonte de la soudure qui aura été disposée tout autour légèrement en excès (fig. 519). La couronne sera alors scellée sur la base, et, lorsque le ciment sera suffisamment durci, le tout pourra être poli et fixé sur la racine. Pour les prémolaires, on placera deux pivots sur la coiffe (fig. 250).

PLANCHE XXXIX

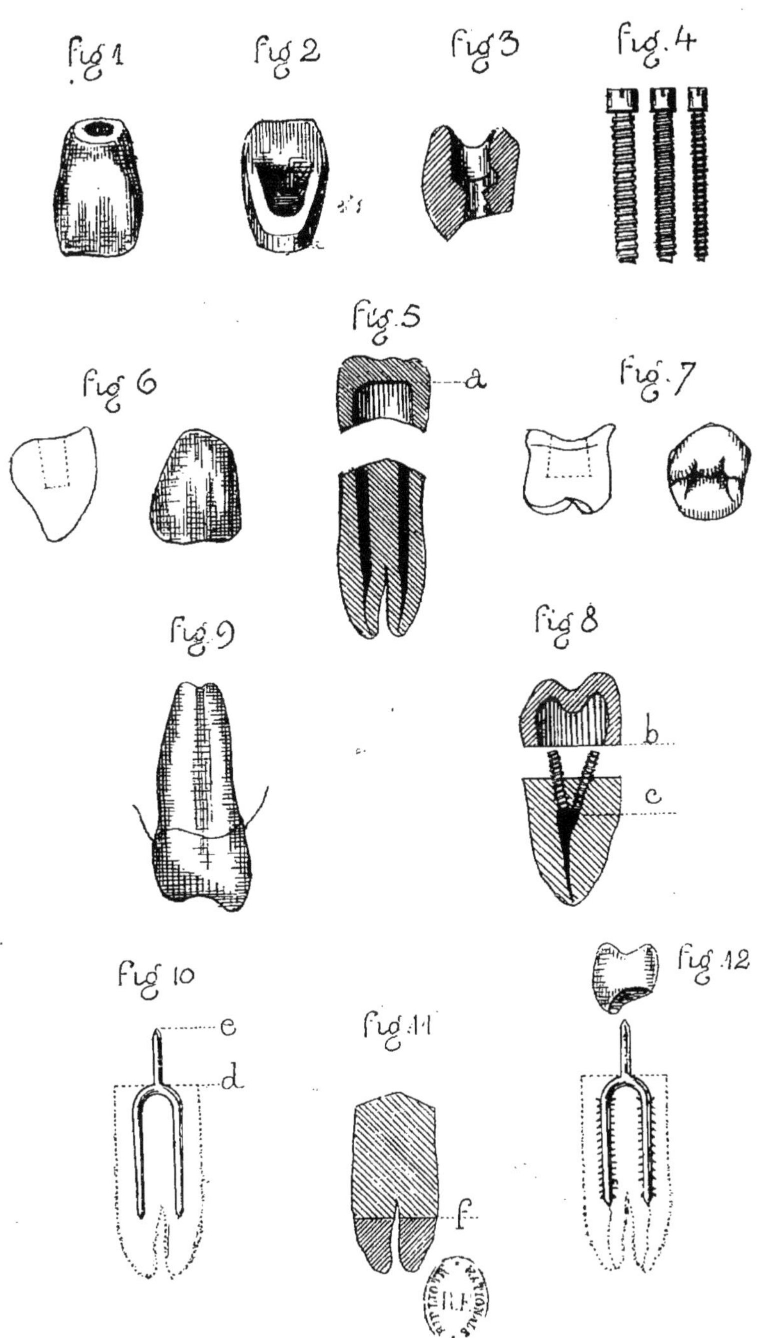

COURONNE FOSTER

La couronne Foster a sa face labiale (fig. 1) (planche XXXIX) semblable aux autres dents.

Sa face linguale (fig. 2) présente vers sa base une cavité creusée pour recevoir la tête d'un pivot fileté, lequel est destiné à fixer la couronne à la racine. Pour les prémolaires et les grosses molaires, cette cavité se trouve sur la face triturante (fig. 3), et elle est suffisamment élargie pour loger la tête de la vis.

Cette forme avait été faite pour se passer d'un pivot de bois ou d'un poteau.

La figure 4 représente les pivots filetés, de différentes grosseurs.

COURONNE DE HOWDLAND-PERRY

Cette couronne est une dent spéciale pour pivot. Elle existe pour toutes les dents antérieures, les prémolaires et les grosses molaires. C'est une couronne en porcelaine creusée à l'intérieur (*a*) sur les deux tiers de sa longueur (fig. 5) (planche XXXIX) qui fait que la face linguale (fig. 6) ou triturante (fig. 7) est semblable à celle des autres dents. Cette cavité (*b*) est destinée parfois à loger une partie de la dent naturelle, et toujours à recevoir la tête d'un ou plusieurs pivots filetés (fig. 8), lesquels sont fixés au préalable dans le ou les canaux (*c*) et la couronne placée dessus ensuite, au moyen de la gutta, du ciment ou de l'amalgame. On reproche à cette couronne l'instabilité de ses pivots qui n'offrent pas toute la solidité désirable.

La figure 9 représente la couronne Ermine et scellée sur la racine.

SYSTÈME DU Dr PEABODY

Pour les prémolaires à deux canaux, le Dr Peabody construisait son double pivot en se servant d'un fil d'or vert qu'il coudait en U (fig. 10) (planche XXXIX), et à la jonction des deux branches de l'U il soudait un autre tube d'or (*a*) du diamètre du tube de la dent à tube.

Il obturait l'extrémité apicale des canaux (fig. 11) avec du plomb jusqu'à 7 millimètres du niveau de la gencive. Il y fixait ensuite au moyen de l'or cohésif les deux branches de l'U auxquelles il avait soin de faire des encoches (fig. 10) pour augmenter la fixité des pivots.

On peut remplacer l'or cohésif par de l'amalgame, mais il faut, dans ce cas, employer des pivots de platine iridiés.

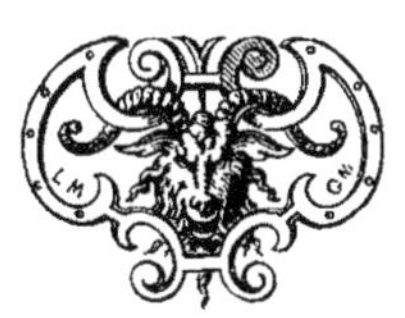

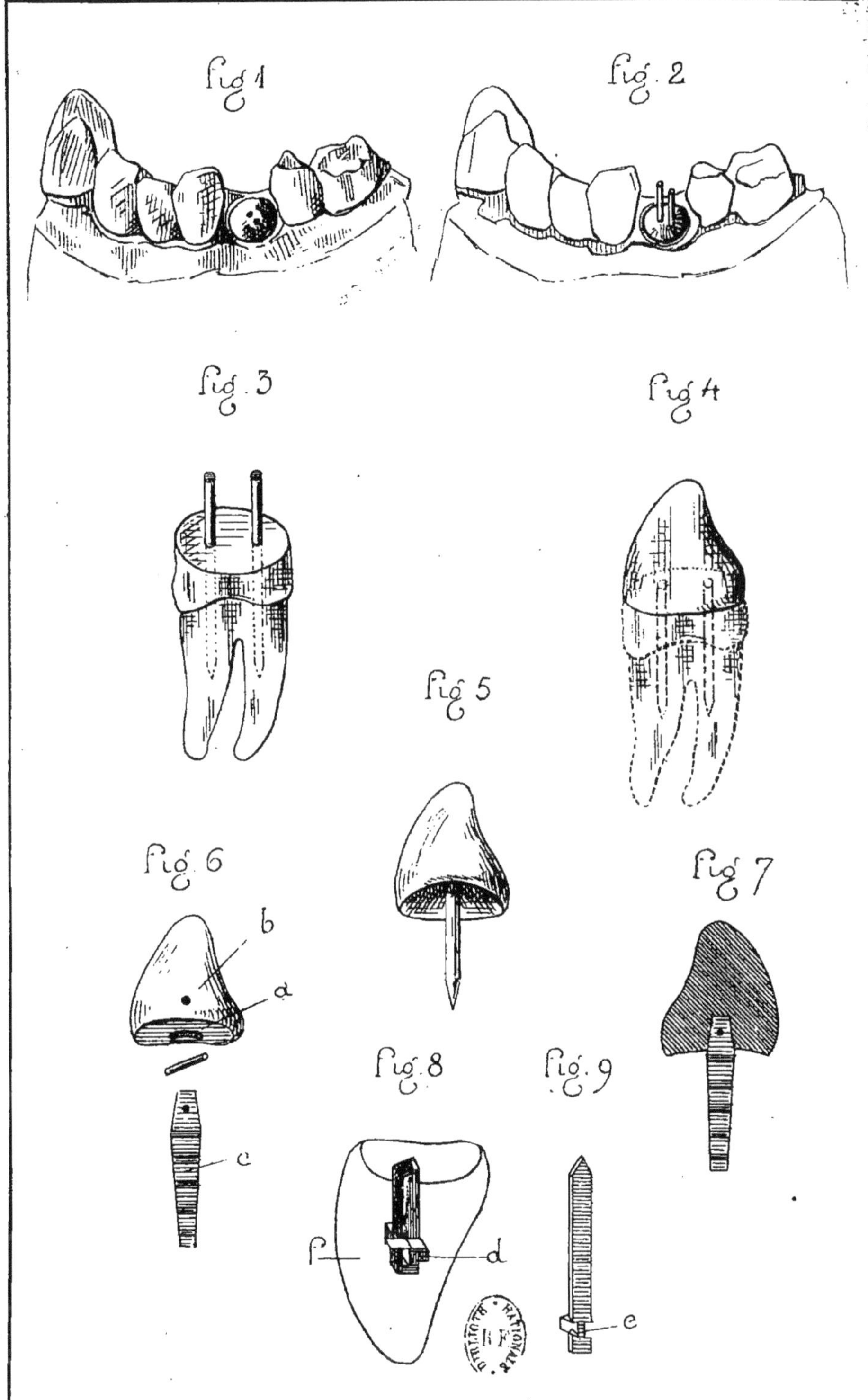
Fig. 1
Fig. 2
Fig. 3
Fig. 4
Fig. 5
Fig. 6
b
a
c
Fig. 7
Fig. 8
f
d
Fig. 9
e

SYSTÈME DU Dr WAN JARVIE

Le Dr Wan Jarvie emploie ce système pour les prémolaires à racines divergentes et conseille de procéder ainsi :

Préparer la racine et les canaux (fig. 1) (planche XL), puis placer dans chaque canal (fig. 2) un fil d'iridium de diamètre approprié, ensuite prendre l'empreinte dans laquelle doivent se trouver les fils d'iridium, au cas contraire les retirer des canaux et les placer dans l'empreinte. Avoir soin de huiler les pivots, puis couler l'empreinte.

Séparer l'empreinte du modèle, ajuster une coiffe de platine sur la racine, et souder les pivots à cette coiffe (fig. 3). Ajuster la dent sur la plaque de façon que coiffe et dent aillent parfaitement sur le modèle, puis contre-plaquer la dent et la souder à la coiffe (fig. 4).

Pour fixer cette dent en bouche, le Dr Wan Jarvie recommande de garnir les pivots de pâte de Hill, puis de chauffer au-dessus d'une lampe à alcool en tenant la dent avec des précelles.

Ensuite enfoncer les pivots dans les canaux et maintenir la dent dans la même position jusqu'à durcissement complet de la gutta, ceci fait retirer l'excès de la pâte obturatrice.

COURONNE FELLOWSHIP

La couronne Fellowship (fig. 5) (planche XL) est une couronne à pivot amovible. Elle possède (6) une excavation centrale pour loger le pivot, et une perforation latérale destinée au fil métallique maintenant le pivot. Le pivot est en alliage d'argent allemand dit Evans et se fixe à la couronne (fig. 7) au moyen de porcelaine en basse fusion.

Cette couronne s'adapte comme la dent Logan.

COURONNE BREWSTER

La couronne Brewster est une couronne à pivot amovible. A environ un tiers de la hauteur (du bord cervical) la dent possède une excavation (*d*) de forme spéciale, comme le montre la figure 8 (planche XL), et dans laquelle vient s'ajuster à frottement dur l'extrémité supérieure du pivot.

Le pivot est en alliage, sa partie coronaire (*e*) est striée et découpée d'après l'évidement intérieur de la couronne. Cette partie du pivot vient s'ajuster parfaitement dans la porcelaine, et l'espace (*f*) laissé libre intentionnellement entre le pivot et la porcelaine sert à loger le ciment. La disposition intérieure de l'excavation de la couronne et la forme du pivot favorisent à tel point l'adhérence de ce dernier qu'il est difficile de séparer la couronne du pivot.

Ces couronnes se posent comme les dents à pivot séparées, et existent pour toutes les dents, on les emploie de préférence pour les dents uniradiculaires.

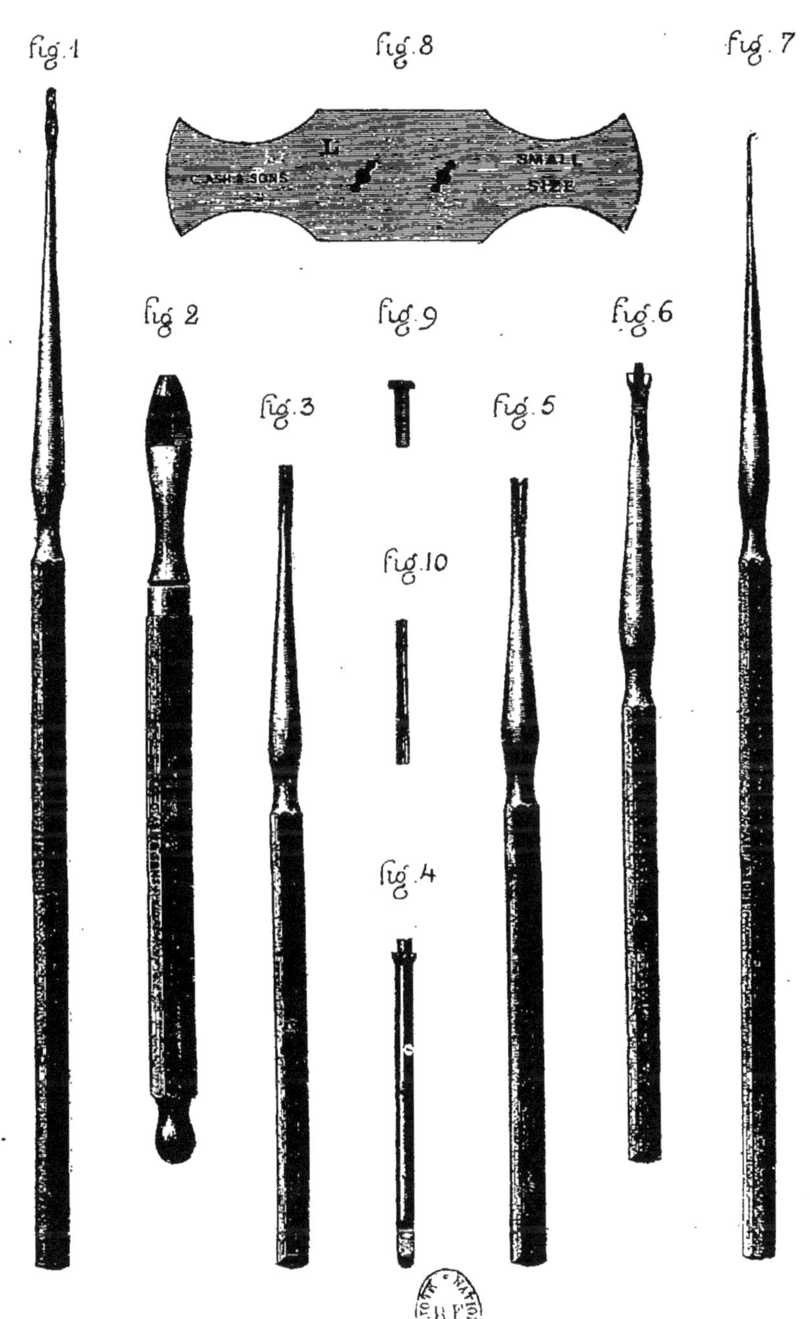
fig. 1
fig. 8
fig. 7
CASH & SONS
L
SMALL
SIZE
fig. 2
fig. 9
fig. 6
fig. 3
fig. 5
fig. 10
fig. 4

SYSTÈME BALKWILL

Instruments pour la pose de dents a pivot.

La méthode de dents à pivot de Balkwill consiste à assujettir dans la racine un tube métallique auquel correspond un pivot fendu dans sa longueur et fixé à la dent artificielle.

Les tubes de platine sont renforcés par un anneau en or. Les pivots qu'ils reçoivent étant fendus s'y maintiennent très solidement et peuvent se retirer avec facilité.

Figure 1 (planche XLI). — Foret pour percer le canal radiculaire. On peut avec ce foret pour emploi avec la machine à fraiser.

Figure 2. — Manche pour implanter les pivots et pour les plier au besoin.

Figure 3. — Taraud : pans pour commencer le pas de vis dans la racine.

Figure 4. — Fraise pour faire un épaulement dans la racine.

Figure 5. — Taraud rond pour finir le pas de vis dans la racine. Cet instrument est muni de dégagements latéraux pour les déchets métalliques.

Figure 6. — Mandrin angulaire pour fixer le tube de platine.

Figure 7. — Excavateur très fin pour nettoyer le canal radiculaire.

Figure 8. — Plaque à tarauder.

Figure 9. — Tube de platine avec anneau or.

Figure 10. — Pivot fendu.

Ces instruments se font de deux dimensions. Les plus petits servent pour les incisives latérales et les prémolaires, et les grands pour les incisives centrales et les canines.

Les pivots et les tubes se livrent également en deux dimensions. Les pivots sont en platine, ainsi que les tubes; seulement, ces derniers sont renforcés par un anneau en or.

Il est indispensable, en demandant les tubes ou les pivots, de citer leur dimension.

Plaque à tarauder. — Avec chaque jeu d'instruments, il est délivré une plaque à tarauder pour faire les tubes ou, si nécessaire, pour réduire la dimension de ceux fournis.

NOTA. — Avant de visser le tube dans la racine, s'assurer qu'il passe dans le trou marqué L (planche XLI) de la plaque à tarauder. Si on désire le diminuer, il faut *toujours* le passer dans le trou L avant d'essayer de le passer dans l'autre, qui est plus petit.

SYSTÈME BALKWILL

Technique opératoire.

Le procédé d'application des dents à pivot, que je vais décrire dans cet article, m'est venu à l'esprit, il y a environ huit ans, pour un cas où les autres méthodes avaient échoué. Depuis lors, j'y ai eu recours presque exclusivement. Harris cite un procédé à peu près analogue, dont les *Transactions de la Société odontologique* ont donné la description; mais l'expérience en a fait modifier quelques détails qu'il n'est peut-être pas inutile de faire connaître à nos confrères. Une des principales difficultés que j'ai rencontrées dans son emploi et qui l'ont empêche de se généraliser, c'était de trouver des instruments et des appareils assez exacts pour que la durée de l'opération ne dépassât pas une limite raisonnable. Aujourd'hui, grâce à la fabrication de MM. Ash et fils, cette objection n'a plus de raison d'être, puisqu'on arrive à poser une dent à pivot dans un espace de temps qui varie de trois quarts d'heure à une heure et demie.

Le procédé consiste essentiellement à visser un tube métallique dans la racine et à fixer la couronne artificielle sur une broche divisée. Il est généralement plus commode de se procurer, chez MM. Ash, les appareils et les instruments nécessaires, cependant les instructions qui vont suivre permettront à tout mécanicien de les faire lui-même.

Pour obtenir le tube, on roule une rame d'alliage dentaire (d'épaisseur n° 6) sur un mandrin. Celui-ci retiré, on soude la jointure, on remet alors le mandrin et on passe le tout à la filière jusqu'à ce qu'il entre dans le n° 25. On taraude l'extérieur de ce tube et on le scie en longueurs de 12 millimètres.

A l'une des extrémités de chacun de ces bouts, l'on soude un petit cercle d'or pour servir d'épaulement ou renforcer l'orifice de la gaine. On les taraude de nouveau, l'un après l'autre, jusqu'à l'épaulement, et on les force de manière à ce que leur calibre intérieur dépasse à peine celui de la broche appropriée. Pour les tubes de cette dimension, qui conviennent aux dents centrales et aux canines, la broche ne doit pas avoir un diamètre inférieur au n° 17 de la filière. Pour les latérales ou les bicuspides, il vaut mieux avoir une autre série de tubes, de plus petit calibre.

Je recommande l'emploi du platine et de l'alliage dentaire pour faire les tubes, parce que l'expérience m'a appris que la meilleure substance pour obtenir un emboîtage hermétique entre la vis et les parois de la racine est le ciment de Sullivan et que ce composé mercuriel attaque l'or. Après avoir essayé la céruse, la gutta-percha, le vernis de mastic, les plombages ostéo-plastiques, la poix et divers amalgames, j'ai constaté que rien ne répondait aussi bien au but que le ciment de Sullivan; il est plus uni que les autres amalgames, qui ne prennent pas trop rapidement, et, comme il est hors de vue, l'altération de coloration qu'il entraîne n'a guère d'importance. Toutefois, un lut qui permettrait l'usage de l'or serait une amélioration.

Les pivots divisés se font en aplatissant deux fragments de fil de platine, et en les étirant simultanément à la filière jusqu'au diamètre voulu.

Pour préparer la racine et la tarauder, trois instruments sont nécessaires : un foret-tarière, pour agrandir le canal (*a* fig. 1) (planche XLII), et deux tarauds, dont l'un fera le pas de vis un peu plus profond que l'autre, afin d'éviter la douleur qu'occasionnerait un seul instrument (*b* et *c* fig. 2 et 3).

Comme il est nécessaire de savoir quand chaque instrument a pénétré dans la racine à la même profondeur que le précédent, on fait avec la lime, sur chacun d'eux, trois marques, dont la plus éloignée doit se trouver à un peu plus d'un centimètre de la pointe, un intervalle d'un millimètre et demi séparant ces trois traits. Il est bon de contourner le manche des deux tarauds (*d* fig. 4) (planche XLII), pour pouvoir les manœuvrer avec une force suffisante. Enfin, les instruments devront être trempés au jaune paille foncé.

Voici les raisons que l'on peut donner en faveur de ce procédé d'application des dents à pivot. La vis est l'un des moyens les plus parfaits et les plus forts de réunir deux objets ensemble; mais il est impossible de visser la broche dans la racine lorsqu'elle est déjà fixée à la couronne; quant à assujettir la couronne ensuite, c'est très incommode, sinon souvent impraticable, et après des essais insuffisants, ce plan a été abandonné.

Pendant longtemps, on a essayé de se servir de gaines de platine provenant de dents à tube, et que l'on renforçait en fondant de l'or sur leur paroi extérieure et laissant quelques rugosités, mais je crois qu'on n'en a obtenu aucun avantage mécanique. En effet, mettre un tube autour d'une tige sans le visser avec elle, c'est simplement augmenter le volume du pivot sans en augmenter la force. Tandis qu'en vissant les deux parties ensemble, on a un emboîtage hermétique qui protège la racine.

Je ne me rappelle pas avoir rencontré de cas où un tube posé de la sorte ait été relâché par les progrès de la carie. Un autre avantage qui recommande cette méthode, c'est dans le cas où il surviendrait quelques symptômes d'inflammation périostique, on pourrait facilement enlever la couronne artificielle pour laisser échapper les produits sécrétés, ou pour injecter dans le canal radiculaire les liquides médicamenteux appropriés, sans compromettre l'œuvre exécutée; on peut même, dans ce but, permettre au sujet de retirer la couronne périodiquement.

Les racines dentaires capables de recevoir un pivot peuvent se diviser en trois catégories :

1° Celles appartenant à des dents dont la pulpe est vivante;

2° Celles dont la pulpe est mortifiée, mais dont la membrane péridentaire est apparemment saine, et où il n'y a pas d'ouverture fistuleuse dans la gencive au niveau du sommet de la racine;

3° Celles où, malgré l'existence d'une fistule avec un léger écoulement, la racine est d'ailleurs anormale.

On est quelquefois obligé de couper la couronne naturelle dans ces trois catégories de dents, mais surtout dans la première. Il est bon alors de conserver, autant que possible, de la racine; c'est pourquoi, au lieu de réséquer la couronne au collet, on devra suivre l'angle que fait la gencive entre les dents, de façon qu'une lime demi-ronde puisse égaliser le bord de la racine avec le bord gingival.

Avant de sectionner l'organe avec les pinces coupantes, il faut avoir soin de faire une encoche transversale sur les faces latérale et linguale de la dent pour éviter les fractures. Ces encoches se font facilement avec un disque fin, manœuvré par le moteur dentaire. Pour ne pas s'exposer à arracher la dent par suite d'un mouvement intempestif du sujet, on devra également maintenir les pinces très lâchement pendant qu'on les adapte à la dent, et les laisser se placer pour ainsi dire d'elles-mêmes, jusqu'à ce qu'on soit tout à fait prêt à exécuter la section par une fermeture brusque et énergique des manches, temps de l'opération qui doit se faire sans hésitation.

J'ai tout lieu de penser que le choc de cette opération paralyse la sensibilité de la pulpe pendant quelques instants, car l'extirpation de celle-ci détermine certainement moins de douleur qu'on ne pourrait s'y attendre quand on l'enlève aussitôt après l'excision de la couronne; il faut donc se hâter de faire cette seconde opération. Si la douleur était vive, on

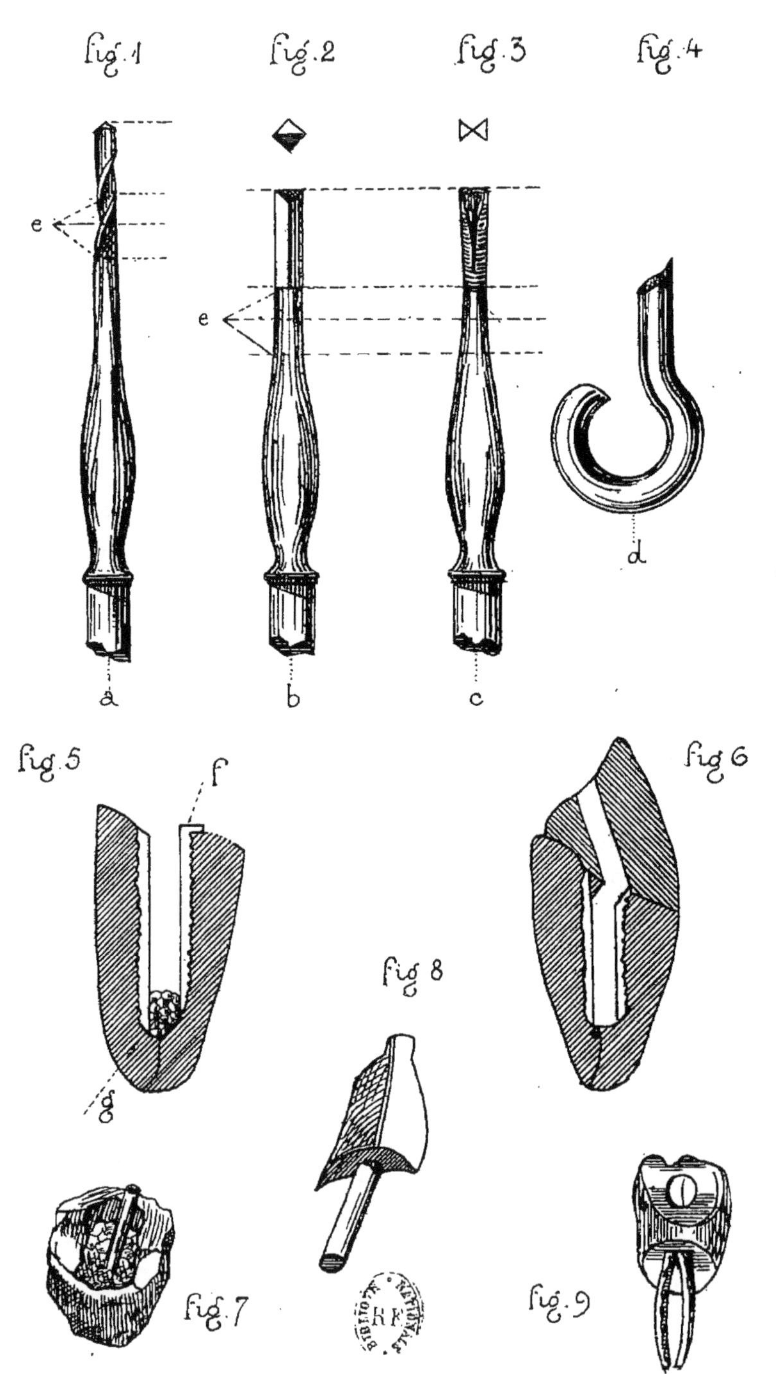
fig. 1
fig. 2
fig. 3
fig. 4
e
e
a
b
c
d
fig. 5
f
g
fig 6
fig 8
fig. 7
fig. 9

pourrait en conclure que la pulpe était dans un état d'hyperesthésie, par suite d'une inflammation qui existe souvent. Une fois la pulpe extirpée, il faut obturer immédiatement l'extrémité du canal radiculaire avec des feuilles d'étain, afin d'empêcher le passage des produits septiques par l'orifice terminal. Je n'ai vu qu'une seule fois survenir de l'irritation après ce traitement, dans un cas où il existait, depuis une semaine, de la douleur et une sensibilité considérable à la percussion; mais bientôt tout rentra dans l'ordre, et il ne survint pas d'inflammation.

La racine ainsi préparée, il s'agit de déterminer la direction et la profondeur du canal avant de l'agrandir pour le placement du tube. Prenant une petite broche d'acier emmanchée sur un morceau de liège ou de gutta-percha, on l'enfonce dans le canal aussi avant qu'elle peut pénétrer. Il suffit alors d'observer sa direction par rapport aux couronnes des deux dents naturelles contiguës, pour savoir dans quel sens devra aller le foret. On marquera également sur cet instrument (fig. 1, *a*) (planche XLII) la profondeur où l'on peut le conduire sans inconvénient.

Il faut ensuite fileter le canal avec les deux tarauds (fig. 2 et 3, *b*, etc.), et en élargir l'orifice pour loger l'épaulement du tube qui, une fois vissé, doit affleurer la surface de la racine.

Maintenant, avant de fixer ce dernier à demeure, il faut le couper à la longueur voulue et s'assurer qu'il s'adapte exactement; cela fait, on l'enduit extérieurement d'un peu de ciment Sullivan, on en met aussi à l'intérieur de la racine; mais, auparavant, il faut préparer un moyen pour enlever l'excès du mastic que le tube pourrait chasser devant lui et qui pourrait obstruer la partie terminale du canal radiculaire, partie qu'il est nécessaire de laisser libre, dans les cas de la deuxième catégorie.

Dans ce but, on enfonce jusqu'à l'extrémité de la racine une petite boulette d'ouate que l'on parviendra à retirer (avec l'excédent du ciment) à l'aide d'un petit crochet, une fois le tube vissé (voir fig. 5 *g*) (planche XLII).

Si tous les détails de l'opération ont été bien exécutés, on n'a, je crois, rien à craindre comme conséquence des progrès ultérieurs de la carie.

Il s'agit maintenant de préparer le pivot, composé, comme nous l'avons dit, de deux fils de platine aplatis. Il faut les souder ensemble, dans la partie destinée à tenir la couronne, avec de la soudure molle ou de l'étain. Pour cela, on place un peu de blanc d'Espagne délayé en bouillie claire entre les surfaces de la partie qui ne doit pas être soudée, et l'on enfonce cette partie dans un trou foré au calibre voulu à l'extrémité d'un instrument d'acier. On aura ainsi le moyen de maintenir les deux pièces en position pendant qu'on soulèvera les moitiés saillantes. Après avoir touché celles-ci avec une solution de chlorure de zinc (liquide ostéo-plastique) chauffée, on les plonge dans un peu de soudure molle fondue jusqu'à ce que l'on voie leur réunion s'effectuer. On peut ensuite limer la partie soudée, de façon qu'elle s'insinue facilement dans le tube de la couronne, mais il ne faut pas que la lime touche l'extrémité radiculaire.

Le pivot est alors prêt à être ajusté en le recourbant de manière qu'il corresponde à la direction de la couronne et à celle de la racine.

Pour la couronne, ce qu'il y a de plus simple est de choisir une dent à tube. Son adaptation à la racine exige un modèle de cette dernière. On peut se le procurer en deux minutes par le procédé suivant : on prend deux fragments de godiva, du volume d'une noisette; l'un d'eux, ayant été comprimé sur la racine, en donne l'empreinte; on le plonge ensuite dans de l'eau froide pour le durcir et l'on s'en sert pour obtenir un modèle avec la seconde masse de godiva, préalablement ramollie dans l'eau chaude; ce modèle, une fois durci, sera parfaitement suffisant; toutefois, comme les couronnes des dents naturelles contiguës ne seront pas représentées en totalité, il faudra essayer une ou deux fois dans la bouche la couronne artificielle, pour lui donner la longueur voulue.

Les choses ainsi disposées, il s'agit de fixer le pivot à la couronne avec de la soudure molle. On commence par toucher la partie coronaire du pivot avec du chloroforme de zinc ou solution, dont on introduit aussi une petite quantité dans le tube de la dent; puis, tenant l'extrémité divisée du pivot avec des pinces, on en plonge l'autre bout dans de la soudure fondue, et, quand il en est revêtu d'une certaine couche, on l'enfonce dans le tube de la couronne aussi loin que possible. La soudure durcissant immédiatement, il ne pénétrera pas très avant. Il faut aller chauffer la dent, maintenue par l'extrémité de la broche au-dessus d'une légère flamme de gaz, jusqu'à ce que la soudure fonde de nouveau, pour pouvoir enfoncer le pivot au degré convenable. La couronne, une fois refroidie, est prête à placer dans la bouche.

Dans les cas compris dans la première et la troisième catégorie de notre classification, il est bon de joindre immédiatement la couronne et la racine, et de les serrer d'une manière parfaite, parce que l'on n'a pas à redouter d'inflammation périostique. Pour cela, après avoir essayé la dent et constaté qu'elle va bien, on prend un petit disque de gutta-percha de Hill ou de Jacob, et on enfonce la broche de la couronne à sa partie centrale, on chauffe le disque et l'on met la dent en place; s'il y a un excès de gutta-percha, on l'enlève, après avoir retiré la dent, avec une lame chauffée, en recommençant de la sorte jusqu'à parfaite adaptation des parties.

Pour fixer la dent, on ouvre les deux branches du pivot avec la pointe d'un canif, tout en rapprochant les extrémités avec des pinces, de manière à faire bomber le milieu (fig. 9) (planche XLII). En cet état, le pivot peut pénétrer sans aucune peine dans le tube de la racine, tout en s'y maintenant avec assez de solidité et pouvant être retiré au besoin.

Nous avons dit qu'il était plus commode de choisir une

dent à tube; mais on est quelquefois obligé de se servir d'une couronne plate, sans contre-plaquette, et s'adaptant à la bouche. Voici maintenant le mode de procéder pour y fixer le pivot. Celui-ci se compose toujours de deux fils aplatis; on les soude avec de l'or au bout, qu'il faut laisser assez long et recourber de façon qu'il s'adapte bien à la direction de la racine et à la couronne une fois en place. On assujettit provisoirement le pivot à la couronne avec de petites masses de résine et de cire (ciment de Ash); puis on met le tout dans la bouche (le ciment ayant été préalablement ramolli à la chaleur), et l'on fait pénétrer le pivot dans le tube radiculaire aussi profondément que possible en même temps que l'on comprime la matière plastique pour prendre l'empreinte de la racine et ajuster la couronne.

On attend une minute ou deux que le ciment ait durci, et l'on retire le tout en saisissant le bout libre du pivot avec des pinces et avec les précautions suffisantes pour ne pas modifier la position de la couronne. On revêt ensuite de plâtre la couronne et le pivot pour les souder, et quand le plâtre a pris, on enlève le ciment avec de l'eau bouillante. Celà fait, on tasse des feuilles d'or autour des broches de la couronne et sur la racine, pour servir de base à l'or que l'on va fondre (voir fig. 7) et qui doit constituer une contre-plaquette à la dent et une plaque s'adaptant à la racine, tout en y fixant le joint. Il ne reste plus qu'à limer et polir l'or, pour avoir une couronne prête à mettre en place.

(*Le Progrès dentaire.*)

Explication des Figures (planche XLII).

Figure 1 *a*). — Foret.
Figure 2 *b*). — Taraud.
Figure 3 *c*). — Taraud.

Figure 4 *d*). — Extrémité des manches des tarauds.
e). — Marques tracées sur chaque instrument à la même distance de la pointe.
Le diamètre de *c* doit répondre au n° 25 de la filière.

SECTION DE RACINES MUNIES DE LEUR TUBE

Figure 5 *f*). — Tube en position.
g). — Boulette d'ouate destinée à prévenir l'obstruction de l'extrémité radiculaire.
Figure 6. — Racine avec la couronne en place.
Figure 7. — Dent plate, avec son pivot, recouvert de plâtre pour la soudure.
Feuilles d'or tassées contre la dent et sur le modèle de la racine pour maintenir la soudure fondue.
Figure 8. — La dent soudée au pivot.
Figure 9. — Figure montrant la manière d'ouvrir le pivot avant de l'enfoncer dans le tube de la racine.

En résumé, la méthode ou système de Balkwill consiste à visser dans la racine une gaine de platine toute faite, ou que l'on peut faire soi-même. Puis, au moyen d'instruments spéciaux, à confectionner un pivot extensible, composé de deux fils de platine réunis à une extrémité et fixés à la dent artificielle par des feuilles d'or et de la soudure, lesquelles, placées comme il est indiqué dans la description, formeront la contre-plaque et la plaquette radicale.

SYSTÈME TOUVET-FANTON

Pivot articulé automatiquement dirigeable pour couronnes de porcelaine indépendantes et autres travaux de reconstitution (1).

Quand on veut placer une couronne indépendante sur une racine (prenons par exemple une couronne Davis), il arrive fréquemment que le canal de la racine et celui de la couronne ne se présentent pas sur une même ligne droite et que le pivot droit et rigide ne peut les réunir dans la position utile après l'ajustage.

Ce manque de correspondance de direction des deux canaux (racine et couronne) se présente de diverses façons que l'on peut ramener à deux types : ou bien les canaux se juxtaboutent en obliquant (fig. 1) (planche XLIII), ou bien ils ne correspondent pas du tout et forment une ligne brisée en forme de baïonnette (fig. 2).

Il va sans dire que les deux cas peuvent se combiner et fournir, par exemple, des directions comme en *a, b, c.* Donc, si l'on ne veut pas couper le pivot et souder chacune de ses parties à une coiffe, il devient alors nécessaire, tout d'abord, de courber le pivot à la pince. Outre la difficulté d'y arriver d'une façon précise, surtout avec des pivots épais, cela peut enlever à certains d'entre eux les qualités de stabilité que leur donne leur forme spéciale : l'orientation horizontale, par exemple, de l'ingénieuse petite plate-forme des pivots Davis (dans le type que nous avons choisi).

(1) Présenté à la Société d'Odontologie par M. Ed. Touvet-Fanton, professeur suppléant à l'École dentaire de Paris.

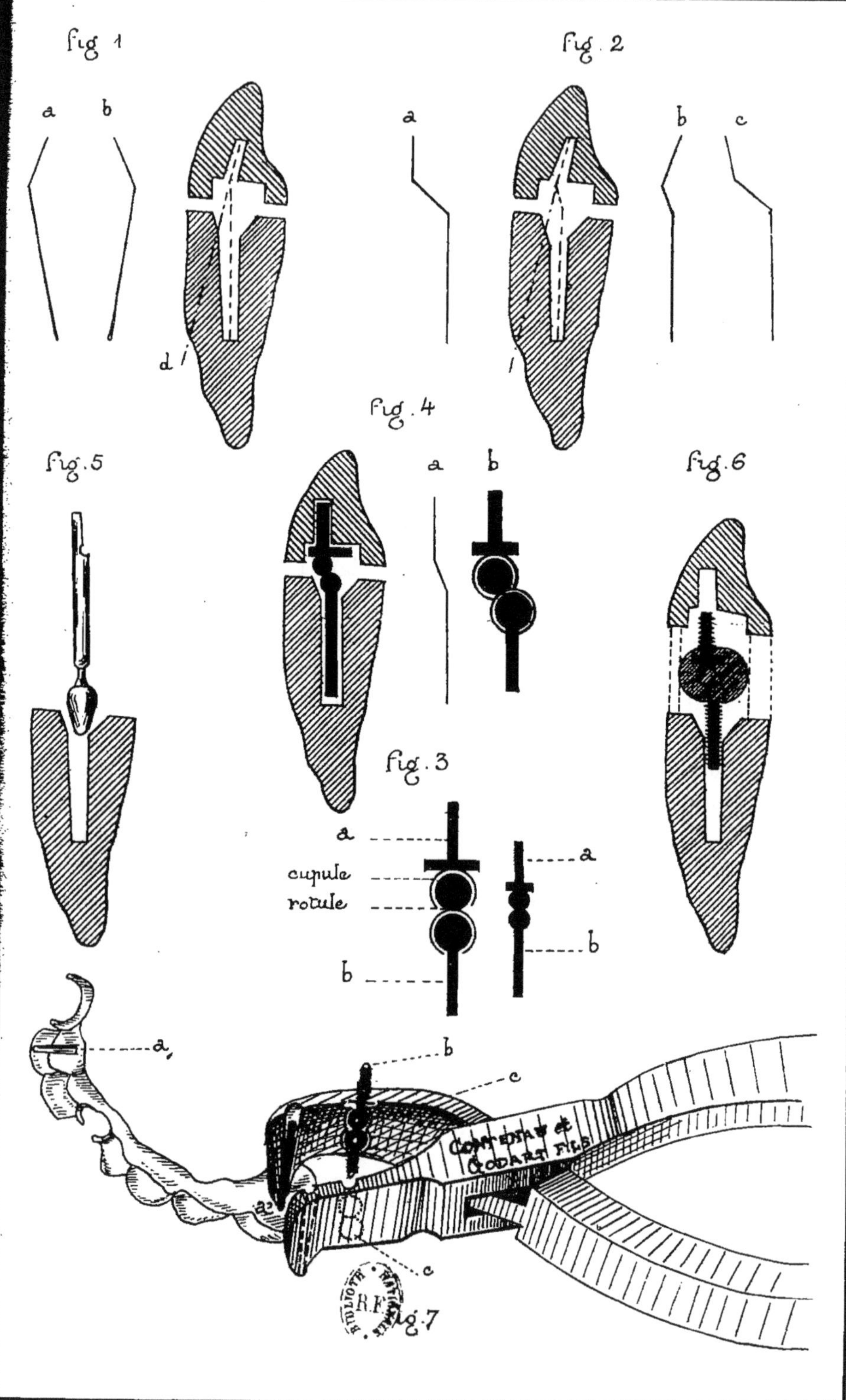
fig 1
a
b
d
fig. 2
a
b
c
fig. 4
a
b
fig. 5
fig. 6
fig. 3
a
cupule
rotule
b
a
b
a
b
c
CONTENAU et GODART FILS
a²
c
fig. 7

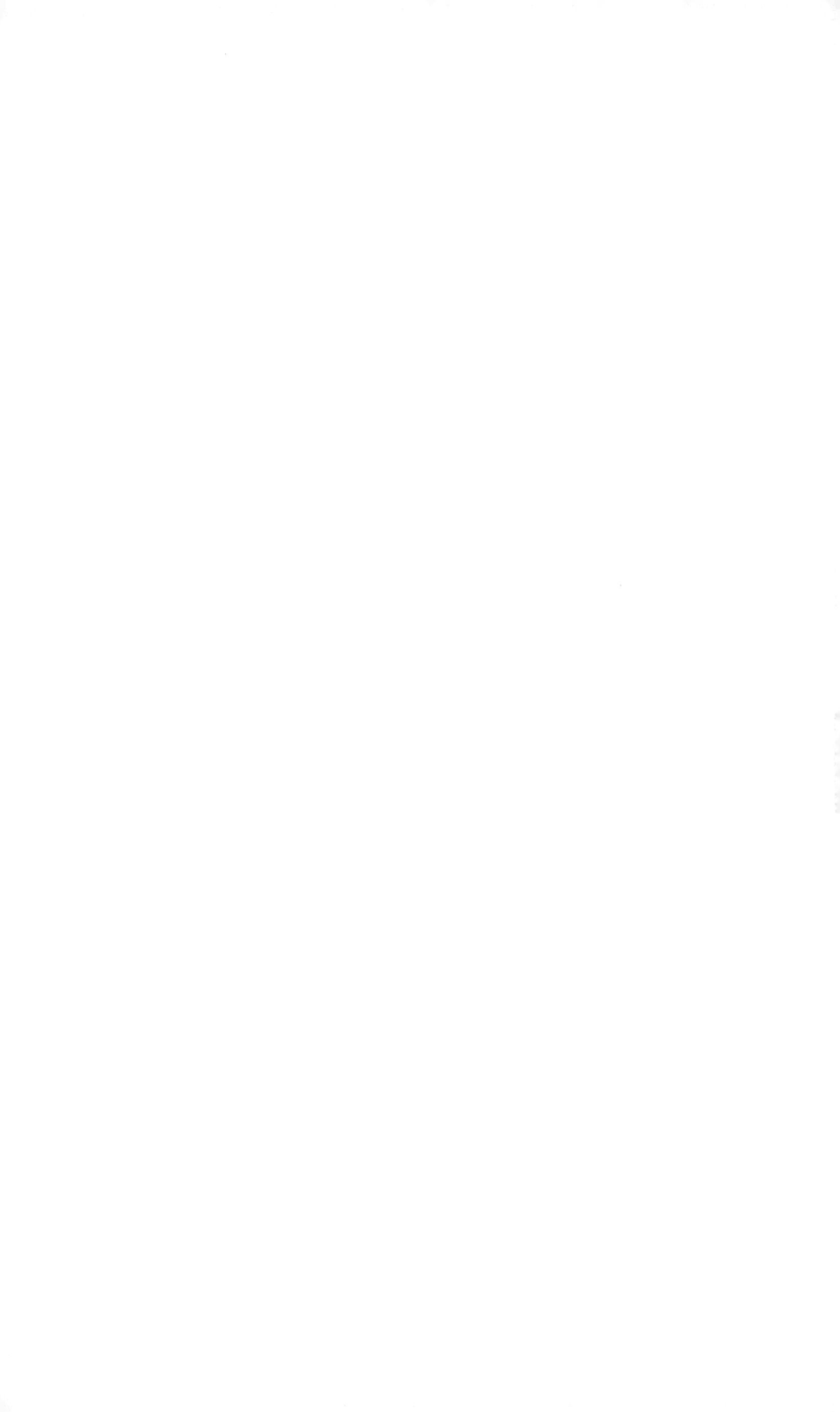

D'autre part, on se trouve obligé de fraiser le canal de la racine, non pas seulement à son orifice, mais aussi plus ou moins dans une direction anormale (*d*) vers les parois de la racine, risquant de traverser ceux-ci, et causant pour le moins une mauvaise répartition des efforts que cette racine doit supporter dans ses fonctions, en changeant la direction de son axe.

Le pivot de la figure 3 (planche XLIII) obvie à ces inconvénients en étant susceptible de prendre toutes les positions automatiquement. C'est une application différente du pivot à rotule simple (fig. 7, *a, a'*) que j'avais présenté en 1900 pour dispenser du parallélisme de pivots multiples sur les appareils de prothèse (Journal *l'Odontologie,* 1901).

Il se compose de deux minuscules rotules superposées : à la cupule de la rotule supérieure est fixée la tige ou la portion de pivot (*a,* fig. 3, schématique), qui doit rentrer dans le tube ou canal de la couronne artificielle, selon sa forme; à la rotule inférieure est fixée la tige ou partie de pivot (*b*) qui doit entrer dans la racine.

La double charnière que forment les rotules permettra d'obtenir la direction oblique ou coudée des tiges dans tous les sens, et leur position suivant des axes différents.

Supposons le cas de la figure 2 (direction forme baïonnette), les rotules prendront la position de la figure 4 *a,* et le pivot se trouvera automatiquement prendre la forme désirée *b b'* coudée et disposée sur deux axes différents. Pour l'y amener, le procédé est des plus simples. Après avoir ajusté la couronne à la racine, sans se préoccuper d'autre chose, on prend le pivot articulé, on glisse dans la couronne la partie correspondante supérieure, et on enfonce dans la racine la partie inférieure, en poussant la couronne ajustée à sa place : les pressions exercées par les parois du canal obligent les tiges du pivot à occuper d'emblée la position voulue.

S'il y a forcement ou arrêt, cela ne peut venir que de l'étroitesse de l'entrée du canal; or, on peut toujours, sans aucun inconvénient (fig. 5) (planche XLIII), agrandir l'*entrée* du canal pour le passage des rotules (qui, d'ailleurs, ne dépassent pas le diamètre d'un fort pivot).

Les rotules *à frottement*, le pivot, une fois rentré, pourra être ressorti en conservant la forme qu'il a prise, et il suffira d'un paillon de soudure pour le fixer, en se servant d'un Bunsen ou d'une lampe à alcool.

On peut même simplifier encore, en combinant différemment la nature des métaux constituant respectivement le pivot et la cupule : cupules d'argent sur rotules de maillechort ou d'or, par exemple. De la sorte, il suffit d'enduire les rotules de borax sans besoin de soudure, pour les fixer instantanément, les métaux se brasant l'un à l'autre, et les cupules remplissant ainsi le rôle de cupules préalablement soudurées. Quoi qu'il en soit, il constituera ainsi un pivot rigide et puissant, indéformable, et absolument conforme à l'application de chaque cas particulier.

Il ne reste qu'à en faire usage comme de tout autre pivot, soit qu'on l'emploie seul, soit qu'on l'associe, comme il est de beaucoup préférable, à une coiffe avec « frette ».

Toutefois, si, pour une cause quelconque, un cas pressé, par exemple, on n'a pas cru devoir confectionner une coiffe, il est tout au moins possible de s'assurer davantage de l'avenir (du moins au point de vue mécanique), en employant le petit subterfuge rapide que voici :

Il consiste à faire traverser par le pivot (fig. 6) une petite coiffe de toile métallique en platine, de diamètre n'atteignant pas les bords ajustés. Celle-ci viendra presque d'elle-même en place, faisant de la matière de scellement un véritable ciment armé. Son interposition formera à la fois une plate-forme et un moyen d'union plus solide et plus stable. Cela dit, d'ailleurs, en général, et quel que soit le genre de pivot utilisé. Si l'on emploie le pivot Davis ordinaire, la feuille de platine se placera immédiatement au-dessous de la petite plate-forme existant déjà sur ces pivots; si c'est un pivot articulé à doubles rotules, celles-ci traverseront aisément les mailles de la toile jusqu'à la profondeur nécessaire.

En dehors de leur adaptation aux couronnes Davis, les pivots articulés peuvent trouver leur application utile ou tout autre genre de couronne de porcelaine ou de métal, et dans nombre d'autres travaux d'art opératoire; partout, en un mot, où il est besoin d'obtenir une « fiche » de rétention oblique ou coudée.

L'usage constant que je fais de pivots à rotules soit simples, soit composés, m'a amené à faire construire une pince spéciale pour serrer les cupules serties sur les rotules et pour donner à celles-ci, selon les besoins, la résistance de frottement désirable. Son extrémité (fig. 7) (planche XLIII), formant un coude trapu à angle droit, est disposée pour ne pincer que l'extrémité ouverte des cupules et destiné à resserrer celles-ci, si on le juge utile, sur les appareils eux-mêmes où les pivots à rotules simples ont été soudés en dépassant la base, donc après leur utilisation (*a'*). Dans l'épaisseur de ses branches, d'autre part, une logette emboîtant les rotules est creusée (*c*, *c'*), moitié dans chaque branche (à la façon des moules à balles), de manière à serrer, au contraire, avant de les utiliser, les rotules simples, ou à volonté les rotules doubles (*b*), comme celles des pivots articulés dont il vient d'être question.

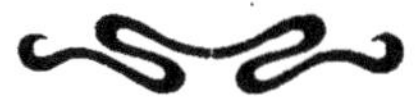

SYSTÈME COURNAND

Couronne a pivot en porcelaine armée.

Le remplacement de la partie coronaire des dents découronnées est effectué depuis nombre d'années au moyen de couronnes artificielles, soit en porcelaine, soit en métal, soit en métal combiné avec face de porcelaine labiale ou triturante, et plus récemment avec nos coiffes couronnes en émail armé appliquées dès 1901, brevetées en 1904 après trois années d'expérimentation critique. Comme le temps a consacré la valeur pratique de ce système de reconstitution que le praticien soucieux du progrès se doit de le connaître ! Reconstituer la partie coronaire d'une dent découronnée, c'est avant toutes choses assurer l'intégrité de la fonction physiologique d'ensemble de toutes les dents de la mâchoire en rétablissant celle de la dent qui en est privée; mais c'est aussi faire œuvre esthétique.

Le facteur esthétique qui est souvent l'unique préoccupation du client est donc secondaire dans les intentions du praticien; mais, tout subordonné qu'il est aux conditions fonctionnelles, il n'en a pas moins une importance qu'on ne saurait lui dénier en l'espèce; et tout praticien épris de son art doit tendre à réunir ce facteur aux conditions susdites en appliquant un système de reconstitution dans lequel il y a concordance parfaite entre lui et elles. Comme ce sont ces considérations qui ont gouverné nos recherches, en les exposant nous allons développer les raisons qui nous ont conduits à imaginer nos coiffes couronnes en émail armé et qui nous sollicitent de préconiser leur substitution aux autres systèmes de reconstitution, dans la majorité des cas et non dans tous les cas, car il est des contre-indications qui relèvent de l'examen clinique.

En thèse générale, on peut admettre qu'il est impossible d'utiliser nos coiffes couronnes dès que, l'occlusion des mâchoires étant révolue, il n'existe pas un écart de 1 millimètre et demi à 2 millimètres entre la racine ou le débris de couronne à reconstituer et les dents antagonistes; d'autre part, quand l'articulation défectueuse oblige à remplacer la partie coronaire des dents antérieures supérieures avec un simple masque de dent artificielle contre-plaqué et soudé à angle droit avec la plaquette recouvrant la racine; enfin, dans le groupe des prémolaires et molaires, quand l'indication de la coiffe métallique s'impose, comme dans les redressements, le traitement prothétique des dents temporaires, de la surélévation d'articulation et des dents atteintes d'abrasion.

La réalisation de la condition fonctionnelle primordiale est subordonnée à l'observation de principes qui la tiennent sous sa dépendance absolue.

Ces principes sont différents, d'une part, à la constitution même de la couronne; d'autre part, à la rétention de celle-ci à la racine.

Leur application se rapporte à la résistance que la couronne artificielle, de même que la racine, doit supporter, en prévision des efforts subis pendant l'action de la mastication.

A la lumière de ces principes, en les considérant servis par une technique impeccable et toutes choses égales, examinons au sens critique du mot, c'est-à-dire en faisant ressortir leur point faible, les différents systèmes de reconstitution en présence, en réservant à l'appréciation du lecteur la conclusion à en tirer.

COURONNES A PIVOT (SYSTÈME COURNAND)

Par suite de la tendance naturelle qui fait considérer l'assemblage de deux parties avec un pivot comme parfait, il apparaît que la rétention des couronnes artificielles par ce moyen est le meilleur. Il en serait ainsi si la section que doit avoir le pivot pour résister aux efforts masticatoires n'était pas disproportionnée avec le volume des parties qu'il assemble, couronne et racine, sur lesquelles il fait bras de levier en prenant ses points d'appui pour résister à la torsion qu'il subit du fait de la mastication.

Cette critique se vérifie particulièrement dans les dents antérieures supérieures qui, précédemment, recouvrent, par raison esthétique, des couronnes à pivot.

En effet, ces dents subissent, sur le plan incliné que présente leur face linguale, l'effort des dents antagonistes inférieures suivant une direction oblique à l'axe du pivot; or, comme l'or alvéolaire qui enclave les racines est dans la partie labiale très mince et que c'est justement la portée de la racine juxtaposée à celle-ci qui reçoit tout l'effort du pivot pendant la mastication, on conçoit que la racine puisse se briser.

Cependant, cet accident a quelque chance d'être évité quand la racine a été préparée de telle sorte que les forces agissant sur la couronne ne sont pas transmises au pivot seul, mais sont reportées sur toute la surface de section de la racine réséquée en dos d'âne. Un autre moyen consiste à sertir la périphérie de la racine, après décolletage, d'une frette, ou à introduire dans une rainure circulaire concentrique à la périphérie de la racine une douille.

Il faut reconnaître que ces adjuvants démontrent d'une

façon péremptoire les inconvénients du pivot seul et que ces deux derniers expédients rentrent dans le système de rétention par coiffage dont ils soulignent la supériorité.

D'autre part, il ne faut pas oublier que la pose d'une couronne à pivot exige la résection de la racine et son forage; si l'on y ajoute le décolletage, le frettage, la technique d'exécution devient très compliquée pour l'obtention d'un résultat que donne à lui seul le coiffage.

D'ailleurs, s'il est possible d'éviter le bris de la racine, l'expérience la plus avertie, l'habileté la plus consommée, ne peuvent, dans nombre de cas, empêcher le bris de la couronne artificielle dont la masse est réduite d'épaisseur à l'endroit où le pivot la pénètre, alors que précisément ce point est le lieu géométrique où convergent toutes les forces qui agissent sur la dent pendant la mastication. Cette fragilité leur enlève le bénéfice de leur valeur esthétique et fait qu'on préfère employer les coiffes métalliques dans le groupe des prémolaires et molaires.

Indépendamment de leur facilité de pose qui exclut la résection de la racine et son forage et ne nécessite qu'un léger équarrissage périphérique de la racine au-dessus du collet, les coiffes métalliques possèdent l'avantage de conserver admirablement les racines et d'être d'une solidité incomparable. La supériorité du coiffage sur le pivot est incontestable, car la surface d'adhérence est décuplée.

La supériorité de leur rétention, la facilité de leur pose, jointes à leur résistance aux efforts mécaniques, et enfin leur rôle conservateur vis-à-vis de la racine ont fait imaginer les coiffes métalliques avec faces en porcelaine labiale ou triturante, et enfin nos coiffes couronnées en émail armé qui procèdent à la fois des avantages esthétiques de la couronne en porcelaine et de tous ceux de la coiffe métallique simple.

COIFFES COURONNES EN ÉMAIL ARMÉ (SYSTÈME COURNAND)

Ces coiffes couronnes sont constituées essentiellement par une capsule (fig. 2) (planche XLIV) de platine d'une épaisseur de $0^{mm},05$ emboutie sur une forme semblable à celle de la couronne à reconstituer, mais légèrement réduite de proportions.

Dans cet état, la capsule est remplie de gutta et au moyen d'un poinçon pentagonal, percée d'une multitude de trous très rapprochés. Le poinçon, en agissant de l'extérieur à l'intérieur, forme à la paroi interne de la coiffe des déchirures (fig. 3) formant râpe.

La capsule est alors émaillée (fig. 4), de façon que le métal disparaisse sous une couche d'émail aussi bien à la paroi interne qu'externe.

L'épaisseur des parois de cette capsule émaillée est de 1 millimètre et demi vers la partie triturante (*i*) et va en décroissant jusqu'au bord libre (*j*), c'est-à-dire le collet de la couronne, où elle ne mesure plus qu'un demi-millimètre.

Malgré leur faible épaisseur, les coiffes couronnes établies, comme il vient d'être dit, possèdent une force de résistance, aux efforts mécaniques tels qu'il est impossible de les briser entre les doigts lorsqu'elles sont vides, quelque force que l'on déploie, et que, mises en place dans la bouche, elles sont susceptibles de résister à tous les chocs, à tous les efforts qui se produisent du fait de la mastication. Une expérience de six années nous permet d'être aussi affirmatif.

La démonstration de la résistance du verre armé est faite, et de mains de maître, par celui qui l'a mise en lumière : le célèbre verrier français Appert ; nous n'entrerons donc pas dans de longues explications.

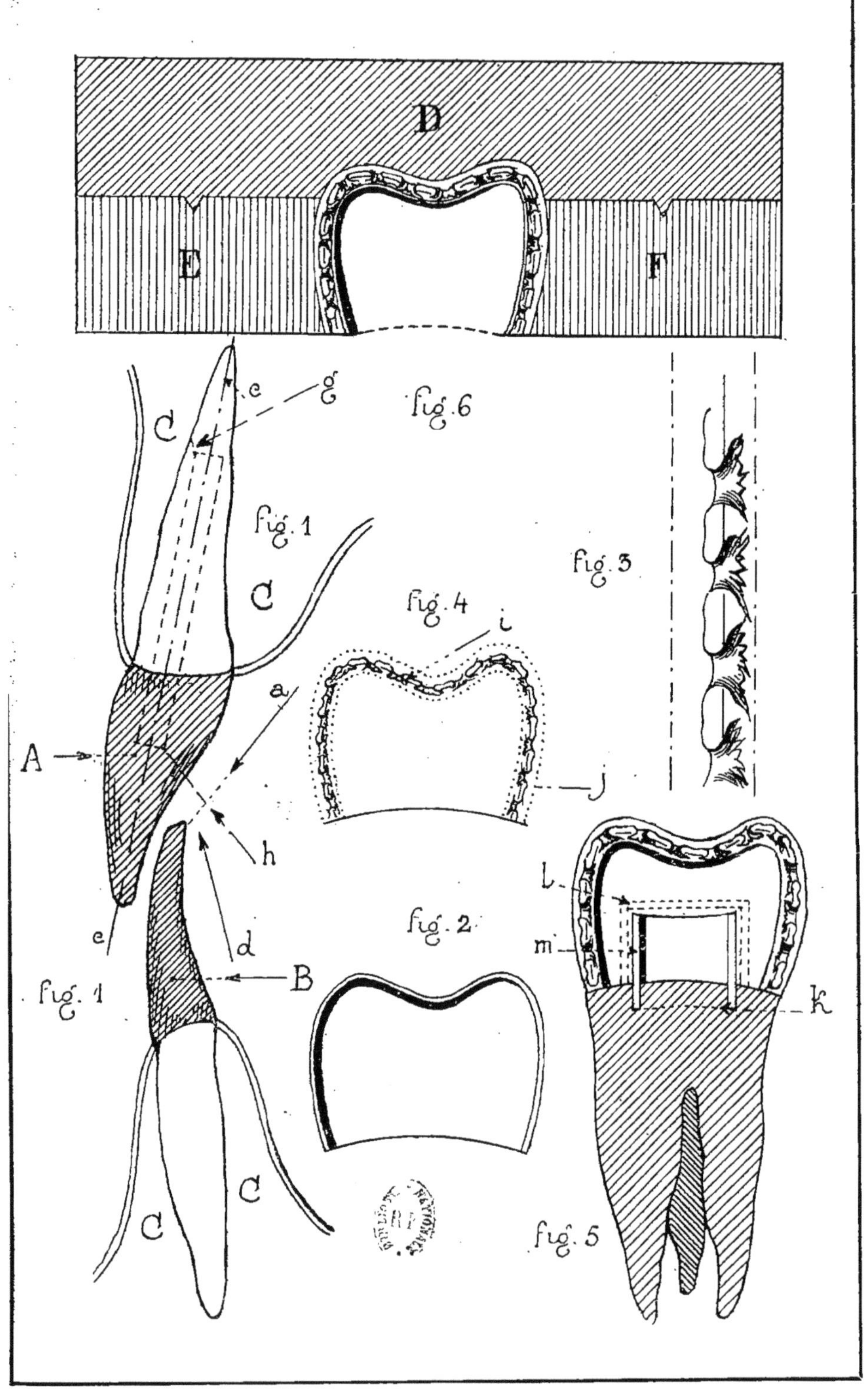
D
E
F
fig. 6
fig. 1
fig. 3
fig. 4
fig. 2
fig. 5
A
B
C
a
c
d
e
g
h
i
j
k
l
m

Dans nos coiffes couronnes, la résistance est encore accrue par les bavures du métal déchiré par le poinçon qui forment à la paroi interne comme un second treillis métallique dans lequel l'émail est assujetti et ancré d'une façon telle que la couche externe d'émail est solidaire de l'adhérence de la couche interne, et réciproquement. C'est pour cette raison que nous avons rejeté la toile métallique simple qui se prêtait plus facilement à l'emboutissage, il est vrai, mais qui présentait l'inconvénient de ne pas ancrer suffisamment l'émail, principalement vers le collet où, par suite de l'emboutissage, les mailles de la toile se feutraient entre elles.

La pose de nos coiffes couronnes peut s'effectuer comme celle des coiffes métalliques simples au moyen d'un équarrissage de la racine, voire même du débris de couronne subsistant encore, le cas échéant, et ce aussi bien pour les dents antérieures que postérieures.

Nous préconisons le moyen suivant applicable dans la généralité des cas.

Effectuer une rainure circulaire (*k*) (planche XLIV) profonde de 1 millimètre à une distance de 1 à 2 millimètres des bords périphériques de la racine en se basant sur l'étendue de la surface radiculaire. Rentrer à force dans cette rainure un cylindre métallique creux, dépassant la base de la racine de 2 à 3 millimètres et recouvrir celle-ci ainsi agencée avec la coiffe couronne remplie de ciment.

Si l'on veut rendre la couronne amovible (fig. 5), il suffit de glisser, avant de recouvrer la base de la racine agencée avec son cylindre, une calotte (*l*) sur ce cylindre (*m*) que le ciment solidarise avec la coiffe couronne, de telle sorte que celle-ci peut être retirée en faisant glisser la calotte sur le cylindre.

Ce procédé est très indiqué comme moyen de rétention dans les bridges et dans les cas où la guérison de la racine paraît douteuse.

LÉGENDE (planche XLIV)

Figure 1. — *A*, dent; *B*, dent; *C*, alvéole; *a*, plan incliné de la face labiale; *d*, flèche indiquant la direction de la pression de la dent antagoniste; *e*, axe du pivot; *g*, point faible de la racine; *h*, point faible de la couronne.

Figure 2. — Coiffe estampée.

Figure 3. — Déchirures du métal, grossissement pour montrer que les bavures forment un second treillis.

Figure 4. — Coiffe percée, le pointillé représentant l'émail; *i*, face triturante, grande épaisseur d'émail; *j*, bord libre, mince couche d'émail.

Figure 5. — Couronne amovible; (*k*), rainure circulaire, le pointillé (*l*) représentant la calotte métallique, glissée autour du cylindre (*m*).

Figure 6. — Manière de mouler en trois parties de plâtre *D. E. F.* la forme extérieure de la couronne.

SYSTÈME RICHARD-CHAUVIN

A mon sens, dit M. Richard-Chauvin, les dents à pivot sont les dents sans plaque, véritablement pratiques au point de vue de la propreté.

En effet, si l'on a soin de laisser un léger intervalle entre les dents fausses et les dents naturelles pour faciliter l'action de la brosse, l'on n'a pas à craindre l'accumulation de détritus alimentaires dans les espaces interstitiels et les caries qui en sont les conséquences. Une chose de laquelle on doit se préoccuper beaucoup dans la pose des dents à pivot, c'est de couvrir complètement la racine afin d'empêcher la décomposition ultérieure de l'ivoire par le séjour des produits alimentaires, muqueux ou alimentaires.

Une racine ayant été convenablement soignée et préparée peut supporter pendant de longues années une couronne artificielle, si elle est efficacement protégée.

Ce que je viens vous soumettre ici me semble être le meilleur résultat obtenu jusqu'ici, tant aux divers points de vue dont je viens de parler qu'au point de vue de l'esthétique, qui n'est pas à dédaigner en pareille matière. J'aurai, dans les explications que je vais vous donner, à vous faire part de remarques qui paraîtront peut-être bien minutieuses, mais qui me semblent néanmoins avoir une grande importance pour le bon état de la bouche.

Je me servais depuis longtemps déjà du pivot de MM. Contenau et Godart fils, auquel je trouvais de grands avantages sur les autres moyens de fixation.

J'employais souvent dans ces derniers temps la dent plate soudée sur un disque de platine mou couvrant la racine.

Un peu plus tard, voulant faire concourir les dents factices à l'articulation et à la mastication, je substituai au disque de platine un talon en caoutchouc blanc couvrant aussi complètement la racine.

J'eus l'occasion de retirer des dents ainsi posées et de m'apercevoir que, malgré leur application parfaite sur la racine, elles laissaient exhaler l'odeur si caractéristique des produits de décomposition. Je pus croire, pendant longtemps, que les soins de propreté n'étaient pas aussi minutieux que je l'avais recommandé, et j'insistai énergiquement sur ce point. Il y a bientôt une année, j'eus l'occasion de voir les couronnes de Bonwill, desquelles, je l'avoue, je ne m'étais nullement préoccupé jusqu'alors. Je trouvai peu pratique le pivot et le moyen de ce scellement à l'amalgame, mais l'idée me vint de me servir de ces couronnes avec les pivots Contenau. J'eus bientôt l'occasion de mettre cette idée à exécution.

Une cliente, à laquelle j'avais posé cinq dents montées sur or, trois ans auparavant (c'est-à-dire avant mon stage à l'École), vint me consulter et me demander de porter remède à l'état déplorable des racines sur lesquelles reposait la pièce. J'entrepris alors le sauvetage (c'est le mot propre) de ces malheureuses racines. Après un long traitement, j'obtins un plein succès, et je pus enfin boucher l'extrémité radiculaire des canaux.

Voici comment j'opérai ensuite le placement des dents :

1° Scellement du tube à rainures de Contenau; j'élargis suffisamment le canal pour y placer les tubes et fis à l'extrémité inférieure des racines une rainure circulaire pour la rétention de la matière obturatrice, puis je scellai avec du Poulson.

2° Prise des empreintes :

Je pris d'abord une empreinte générale au plâtre, sur laquelle j'ajustai et j'articulai cinq couronnes de Bonwill, puis, pour avoir la direction exacte des tubes, je pris l'empreinte de la racine par laquelle je voulais commenter la série, sortant avec cette empreinte la tige en maillechort qui est la reproduction exacte de la tige en or qui doit servir en dernier lieu. Avant de couler le modèle, je me servis de la moitié du tube de platine, assez long pour être partagé, que je glissai sur la tige.

J'étais certain ainsi de la direction exacte que je devais donner à mon pivot.

3° Confection de la dent :

La couronne de Bonwill étant ajustée, je préparai le pivot. Ici se plaça une petite digression : le pivot, à rainures extérieures correspondant exactement aux rainures intérieures et du tube, se compose de deux demi-joncs accolés et soudés ensemble à l'une des extrémités. Il est important, lorsque cette tige est trop longue, de la raccourcir du côté des deux branches libres; on s'exposerait, dans le cas contraire, sinon à désunir toujours les deux parties de la tige, au moins à ne les laisser soudées que sur une minime longueur. La couronne de Bonwill, étant largement excavée à l'intérieur, permet de laisser à la partie de la tige qui n'entre pas dans le tube une longueur raisonnable. Pour la rétention de cette tige dans la dent, il est bon de faire à son extrémité un petit épaulement sur lequel on soude une barrette en croix que l'on ajuste suivant le besoin dans l'excavation de la couronne; on peut aussi faire quelques petites aspérités un peu au-dessous de la barrette. Ces diverses préparations terminées, je scellai, sur le modèle, la tige à la couronne, toujours au moyen du Poulson, dont le trop-plein s'échappe par l'ouverture laissée sur la face articulaire de la dent. L'avantage de ce scellement en dehors de la bouche est incontestable; il permet de laisser durcir le ciment autant qu'on le veut. Quand le durcissement du ciment fut complet, je creusai l'ouverture de dégagement en excavant autour des bords et j'aurifiai, avec l'or adhésif et à la main, bien entendu, cette surface en contact avec les liquides buccaux. J'opérai de même pour les quatre autres dents, ayant soin, avant la prise de chaque empreinte, de mettre dans la bouche la dent précédemment faite pour mieux placer la suivante. J'avais ainsi une application parfaite de la couronne artificielle sur la racine et les dents inébranlables même au contact de l'articulation.

MM. Viau, Barbe et Lowenthal, qui ont vu les cinq dents dans la bouche, pourront vous donner leur appréciation. Ma cliente est une personne fort soigneuse qui, heureuse de se voir la bouche en parfait état, n'eut garde de manquer aux prescriptions minutieuses dont je lui recommandai l'emploi.

Je fus donc un peu surpris, quinze jours après, en retirant les dents, de constater comme précédemment une odeur de décomposition, peu accentuée, il est vrai, mais très perceptible. Il me fut facile de constater que les dents avaient été parfaitement brossées, que rien n'avait séjourné dans les interstices et que cette odeur venait des parties en contact avec les racines. Les liquides de la bouche, malgré l'application rigoureuse de la couronne, avaient trouvé moyen de pénétrer, de séjourner et de se décomposer. Je fis alors l'expérience suivante sur une seule dent. J'enlevai sous la couronne une grande partie du ciment. Je fis sur la racine une rainure circulaire assez profonde, aussi large que possible, et à double queue d'aronde, je creusai le ciment autour du tube et, tenant la racine à l'abri de l'humidité, je scellai le tout avec de nouveau ciment. Pour savoir si j'avais enfin trouvé le moyen d'éviter la pénétration, je fus obligé quelques jours plus tard de retirer assez violemment la dent ainsi scellée, mais je fus assez heureux pour constater que j'avais pleinement réussi.

Voilà, Messieurs, tout ce que j'avais à vous dire à ce sujet; permettez-moi de résumer en quelques mots les avantages du système que je viens de vous exposer.

1° Avec le pivot à rainures qui entre à frottements dans le tube, on donne, en écartant les deux branches qui font ressort, une grande fixité à la dent;

2° Cette fixité permet de sceller complètement la dent à la racine sans craindre que les chocs de l'articulation viennent détruire ce travail;

3° Ce scellement met la racine sur laquelle on opère à l'abri de la destruction;

4° Au point de vue de l'esthétique, il n'y a que la dent naturelle qui puisse donner un résultat plus satisfaisant.

SYSTÈME PRÉVEL

Pour donner plus de stabilité à la dent, M. Prével, indépendamment du pivot, soude à la partie postérieure de la plaquette radicale une petite tige (fig. 1) (planche XLV), pénétrant dans la racine. Puis, pour sceller cette tige, il fait une aurification par dessus.

La figure 1 représente la face linguale d'une inc. centr. supérieure, sur laquelle on remarque la position de la tige.

La figure 2 représente la même dent, mais de profil, et laisse aussi voir la tige sur un autre aspect.

PLANCHE XLV

fig 1
fig 3
fig 6
fig 2
a
a
fig 4
fig 5
fig 11
b
c
a
fig 7
fig 12
fig 10
fig 9
fig 8

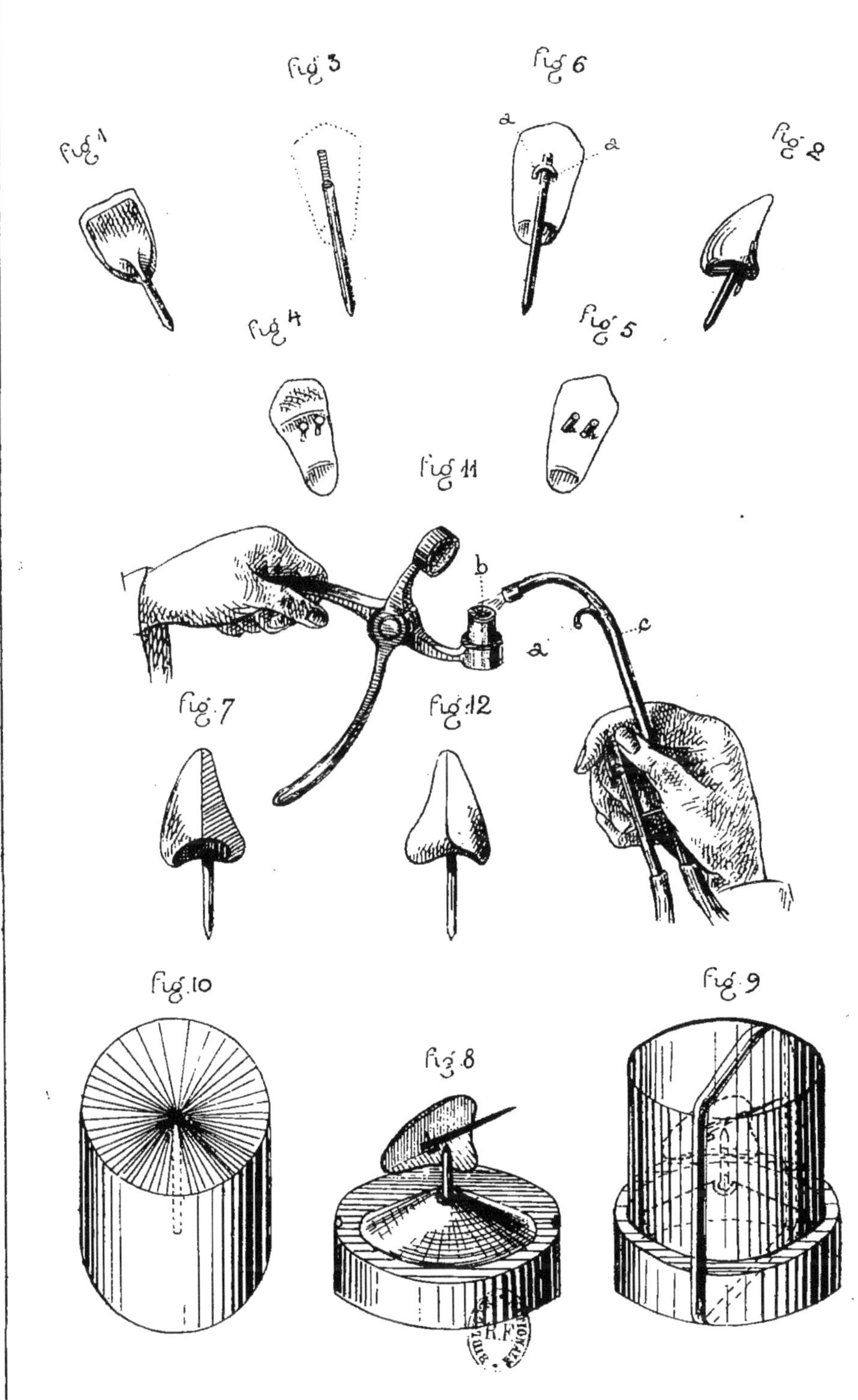

SYSTÈME DE LA CIRE PERDUE

Ce procédé, employé depuis longtemps dans l'industrie, vient d'être appliqué récemment à l'Art dentaire par les méthodes suivantes :

1° Pince Solbrig (1);

2° Fronde Bardet (2);

3° Presse Simplex (3);

4° Fronde de Schwartz (4);

5° Appareil centrifuge de coulée du Dr Jameson (5).

Pour faire une dent à pivot par le système de la cire perdue, on peut employer indifféremment les appareils ci-dessus.

Au préalable, il faut soigner la racine comme d'habitude, placer dans le canal un pivot de la longueur et de la grosseur de ce dernier, prendre l'empreinte et couler le modèle.

Préparer le pivot d'après le modèle, l'entailler de chaque côté à une extrémité pour former une tête (fig. 3) (planche XLV), laquelle sera placée entre les deux crampons. On peut, si on le désire, et d'après son emplacement, recourber ou non le pivot.

Choisir une dent et l'ajuster. Si l'articulation est haute, se servir d'une dent ordinaire (fig. 4), et ne pas recourber les crampons; ou bien encore d'une dent à caoutchouc (fig. 5). Si elle est basse, on donnera la préférence à une dent à crampons longs.

(1) Maison Ash.
(2) Société française de Fournitures dentaires.
(3) Société française de Fournitures dentaires.
(4) Schwartz, Montpellier.
(5) Klewe et Cie, Dresde, 3 D (Allemagne).

En ce cas, M. Bonnard recommande de faire un cran sur le côté (*a*) des crampons opposé à la courbure avec une petite lime triangulaire, de façon à les replier sur le pivot (fig. 6) (planche XLV), ce qui empêchera le platine, en se dilatant, de faire éclater la porcelaine.

Certains praticiens recommandent aussi, pour éviter les fractures, de plaquer la dent.

Ensuite, modeler un talon en cire (fig. 7), l'essayer en bouche, articuler et retoucher si nécessaire.

Préparer le revêtement, lequel se compose d'une partie de talc et de deux parties de plâtre.

Poser la dent à l'envers sur le cône d'investissement (fig. 8), préalablement huilé. Investir la dent, talon, pivot, avec le mélange d'investissement assez liquide pour être appliqué avec un petit pinceau de blaireau.

Placer le cylindre sur le cône, et attacher ces deux parties avec un élastique (fig. 9).

Après, verser le restant dans le cylindre, en ayant soin d'en mettre peu à la fois. Frapper doucement pour éviter les bulles d'air et pour bien garnir le cylindre.

Lorsque le mélange sera parfaitement sec, on retirera le cône en le tournant légèrement de façon à le détacher du plâtre et amener l'épingle avec lui. A la place de l'épingle, on aura alors une cheminée de coulée (fig. 10).

Mettre le cylindre sur le support et chauffer doucement. Après l'évaporation de la cire, le laisser rougir et ne le retirer que lorsqu'il sera bien rouge, ce qui demandera environ dix minutes.

Si l'on se sert de la pince Solbrig (fig. 11), avoir soin de placer dans chaque plateau une mince rondelle d'amiante, et ne pas oublier de mouiller celle qui devra être en contact avec l'or.

Placer le cylindre sur l'un des plateaux (*a*) de la pince, mettre des morceaux d'or sur le côté du creux de coulée (*b*) et les faire fondre au chalumeau (*c*). On se rendra compte que la quantité d'or est suffisante lorsque la boule d'or fondu sera un peu plus haute que le bord du cylindre.

Sitôt l'or en fusion, ajouter un peu de borax, fermer vivement la pince et la garder ainsi pendant quelques minutes, jusqu'à solidification complète de l'or.

La pression brusque et la vapeur d'eau faciliteront la coulée. Il en sera différemment avec les autres appareils, pour lesquels les fournisseurs donnent en les livrant le *modus operandi*.

Laisser refroidir, et fracturer le revêtement pour retirer la dent.

Enlever l'excès d'or et polir.

On place la dent (fig. 12) (planche XLV) en bouche de la même façon qu'une dent à pivot ordinaire.

BIBLIOGRAPHIE

AMOEDO. — Dent simple. — (*Revue internationale de prothèse dentaire,* janvier 1905, p. 149.)

BARDACH. — Eine Modification der Richmond-Krone (Modification de la couronne Richmond) Oest Zeit. — (*F. Stomat.,* mars 1906, p. 65. *Revue internationale de prothèse dentaire,* août 1907, p. 299.)

H.-D. BEST. — Un système de nouvelles couronnes. — (*Dental Cosmos,* décembre 1907.)

J.-E. BOYD. — A base for Richmond crown (Une base pour couronne Richmond). — (*Dental Summary,* juin 1907, p. 436.)

BROWN. — A practical bridge tooth (Dent pratique pour bridge). — (*Items of Interest,* septembre 1906, p. 704.)

A.-H. BROWN. — Une nouvelle dent pour bridge. — (*Labor,* 11 novembre 1906, p. 667.)

G. BRUNTON. — A new port for crowns and bridge work (Un nouveau pivot pour couronnes et bridges). — (*British dent,* 15 novembre et 1er décembre 1906.)

BRUNTON. — Pivots assurant la rétention des bridges et dents (pivot creux). — (*Labor,* juin 1906, p. 366.)

E. BUDITZ-JORGENSEN. — Préparation de la racine et construction des parties métalliques des couronnes en porcelaine à pivot. — (*Labor,* 24 février 1907, p. 114.)

H. BURCHARD. — The prosthesis of crowns. — (*Dental Cosmos,* 1897.)

BURTON LEE THORPE. — Des causes des points faibles dans les couronnes à pivot et des moyens d'y remédier. — (*Labor,* septembre 1905, p. 710.)

BURTON LEE THORPE. — Des causes des points faibles dans les couronnes à pivot et des moyens d'y remédier. — (*Bulletin du Syndicat des Chirurgiens-Dentistes de France*, 1er janvier 1906, p. 25-26.)

CHANCE. — English tube-teeth in esthetic crown and bridge-work (Dents à tubes anglaises dans les travaux esthétiques : Couronnes et bridges). — (*Dental Brief*, août 1907.)

J. CHATEAU. — Dent à glissière pour bridge. — (*Revue de Stomatologie*, novembre 1907; *Revue internationale de prothèse dentaire*, avril 1908, p. 135.)

E. CHOPPE. — Réparation immédiate et provisoire de la dent à tube. — (*Revue internationale de prothèse dentaire*, août 1905, p. 371.)

CIGRAND. — Pivots métalliques renforcés pour racines fortement cariées. — (*Dental Summary*, juillet 1908; trad. *Labor. Progrès dentaire*, juillet 1908.)

CLIFFORD. — Crown bar and bridge work. New method of permanently adynothing artificial teeth without Plates. (Dents à pivot à barre et système à pont, nouvelle méthode d'ajuster les dents artificielles sans plaque, par Isidore Clifford and R. E. Clifford. London Simpkin-Marshall et Co, 1885.)

CLINT. — A new porcelain crown (Nouvelle couronne de porcelaine). — (*Dental Cosmos*, février 1906, p. 146.)

H.-H. CODGEON. — Hingedbands (Bagues à charnières). — (*British Journal of dental Science*, 1er janvier 1907.)

H.-J. COMBS. — Application de la couronne Davis au bridge work. Traduction française. — (*Odontologie*, 1905, p. 27.)

Jehan DE CROES. — Confection facile de dents démontables pour bridge work amovible. — (*Bulletin du Syndicat des Chirurgiens-Dentistes*, janvier 1906.)

L. DORRELL. — The pivot crown (La Couronne à pivot). — (*Dental Record*, février 1907, p. 47.)

S. DOSKOW. — Avantages et inconvénients des couronnes avec bague et sans bague. — (*Dent. Cosmos*, mars 1907; *Labor*, 14 avril 1907, p. 234.)

DOUAT. — Appareil à pont fixe muni de dents à gencive démontable. — (*Défense médicale de Bordeaux*, février 1906.)

J. Douglas-Logan. — Conférence démonstrative sur la couronne Richmond. — (*The Edinburg Dental Student,* décembre 1905, p. 130, trad. *Labor,* février 1906, p. 121.)

P. Dubois. — Histoire de la dent à pivot. — (*Odontologie,* février 1884.)

Fickes. — Couronne mobile à pivot avec face porcelaine. — (*Labor,* 15 mars 1907, p. 169.)

Francis Jean. — A propos de la dent à pivot. — (*Odontologie,* 30 novembre 1906, p. 443.)

Francis Jean. — Application rationnelle de la dent à pivot. — (*Odontologie,* 31 mars 1906, p. 241.)

G. Galli. — Corone Davis (Couronne Davis). — (*Rivista italiana di odontoitria,* novembre 1906.)

G. Galli. — Le corone à pivot (Les Couronnes à pivot). — (*Rivista italiana di Odontoitria,* janvier 1907, p. 3.)

Galli. — Le radici in riguardo ai lavori a ponte (Le rôle des racines dans les travaux à pont). — (*Rivista italiana di Odontoitria,* février 1907, p. 10.)

Gernon (Thos. J.-M.-C.) — Enlèvement d'un pivot d'une racine. — (*Dental Hints,* trad. *Labor,* août 1906, p. 519.)

H.-W. Gillett. — Couronnes avec pitons. — (*International Dental Journal,* 1904, p. 401, trad. *Labor,* novembre 1904, p. 36.)

Girwood. — La dent à tube anglaise pour le crown-work. — (*Quarterly Circular,* trad. *Revue internationale de prothèse dentaire,* février 1905, p. 171, et avril 1905, p. 240.)

H.-Z. Goslee. — Considérations sur le travail des couronnes artificielles. — (*Items of Interest,* 11 novembre 1904.)

H.-G. Goslee. — The present status of artificiel crown-work (État actuel des travaux de couronnes). — (*Western dental Journal,* janvier 1906, p. 33.)

L.-O. Green. — Method of using the Logan and Davis crowns. — (*Dental Review,* août 1903.)

R.-S. Griffis. — A method of banding Logan crowns. — (*Texas Dent. Jour.,* juin 1903.)

Grosheintz. — Porcelain crowns versus gold crowns (Couronnes porcelaine et couronnes en or). — (*Dental Brief,* novembre 1907.)

J.-H. Harwood. — De diverses couronnes et de l'emploi du fourneau électrique dans leur fabrication. — (*Odontologie,* juin 1899.)

Hawksworth. — The superiority of the Logan crown (La supériorité de la couronne Logan). — (*Dental Summary,* juin 1907, p. 393.)

J. Head. — Supériorité aseptique de la couronne à pivot sur la couronne à bague. — (*Dental Cosmos,* juillet 1904, p. 539, trad. *Labor,* juin 1905.)

H. Herbert Johnson. — Une nouvelle couronne en porcelaine. — (*Dental Cosmos,* 1906, trad. *Labor,* mai 1906, p. 314.)

Hermann-Barduch. — Modification de la couronne Richmond. — (*Quarterly Circular,* trad. in *Odontologie,* 15 mai 1907, p. 413.)

N.-W. Hiatt. — Improved porcelain crowns. — (*Dental Review,* Chicago, 1897, p. 926.)

D.-T. Hill. — Dents diatoriques dans les bridges. — (*Dental Brief,* octobre 1907.)

J.-L. Hodgkin. — A composite crown. (*Items of Interest,* N. Y., 1899, XXI, 689-691.) — A modified Davis crown setting. (*Ibid.,* p. 601.)

M. Hourtiguet. — Une nouvelle dent à pivot. — (*Labor,* septembre 1905, p. 773.)

J.-F. Hovestadt. — A time-saving crowning system (Système de pose rapide de Couronne). — (*Items of Interest,* N. Y., 1897.)

Dr L. Izambard. — Pince coupante multiplicatrice pour la préparation des dents à pivot. — (*Revue internationale de prothèse dentaire,* mars 1906, p. 65.)

Joannidès. — Une nouvelle dent à pivot. — (*Odontologie,* 15 mars 1907, p. 227.)

A.-P. Dr Johnston. — Un nouveau système d'ajustement de la couronne Logan. — (*Dental Summary,* octobre, p. 773, trad. *Labor,* novembre 1905, p. 881.)

V. Kalfezan. — Pourquoi les dents à pivot cassent si facilement. Comment y remédier. — (*Labor,* 20 janvier 1907, p. 34.)

H.-T. King. — Open face crown contow filling or Richmond crown for incisors, 1899.

LANGFELLOW. — Une couronne Richmond sans bague. — (*Labor*, 7 juin 1907, p. 366. — *Dental Review*, 1905, p. 220, trad.)

LAMBERT. — Une couronne avec bague. — (*Labor*, avril 1906, p. 224.)

MAMELOCK. — Porzellan Kronen (Couronnes de Porcelaine). — (*Dent. Mon. fr. Zauh.*, février 1906, p. 99.)

F. MARTIN. — Remplacement d'une dent cassée dans un bridge ou dans une couronne de Richmond. — (*Labor*, 3 mars 1907, p. 130; *Anal. in Odontol.*, 15 avril, p. 326.)

MERSHALL-WEAVER. — Shall we continue to use the banded crown? (Faut-il continuer à employer des couronnes avec bagues?) — (*Dentist's Magazine*, juin 1907.)

MITCHELL. — Quelques conseils pratiques. — (*Dental Review. Revue internationale de prothèse dentaire*, février 1905, p. 174.)

MOON. — Pose des dents à pivot. — (*Monthly Review of Dental Surgery; Revue internationale de prothèse dentaire*, juillet 1905, p. 336.)

W.-J. MUMMERY. — Une couronne obturation. — (*Dental Summary*, p. 332, 1905, trad. *Labor*, novembre 1905.)

Dr J.-D. PATTERSON. — Couronne Logan. — (*Western Dental Journal; Dental Cosmos*, 1904, p. 73, trad. *Labor*, avril 1905, p. 410.)

PERTHUIS. — Procédé simple et pratique pour monter les dents Logan sur les plaques. — (*Revue internationale de prothèse dentaire*, décembre 1904, p. 106.)

POGGIO. — Corona a perno staccato nei lavori a ponte (Couronnes à pivot séparé dans les bridges). — (*Stomatologia*, novembre 1906, p. 65.)

PRÉVEL. — Appareil à sept dents maintenu par trois pivots convergents à rainure. — (C. R. *Cong. dent.*, juillet 1889.)

PRÉVEL. — Appareil à parallélisme pour pivots. — (*Revue internationale d'Odontologie*, octobre 1892.)

M.-C. RAMALEY. — Couronne en porcelaine. — (*Dental Summary*, 1904, p. 22, trad. *Labor*, avril 1905, p. 407.)

M.-C.-F. RODGERS. — Montage d'une couronne en porcelaine. — (*Dental Summary*, 1904, trad. *Labor*, mai 1905, p. 479.)

RICHARD-CHAUVIN. — Nouveau système de dents à pivot. — (*Odontologie*, mai 1884.)

RICHARD-CHAUVIN. — Nouveau procédé de couronnes de porcelaine pour grosses molaires inférieures et supérieures. — (Troisième Congrès dentaire international, 1900.)

F. ROSE. — A new simple crown (Une nouvelle couronne simple). — (*Brit. dent. jour.* 16 octobre 1905.)

ROSE. — System for making flat teeth detachable and universally interchangeable (Système de fabrication de dents plates amovibles et universellement interchangeable). — (*Brit. Dent. J.*, 15 septembre 1906, p. 865.)

REGISTER. — Des Couronnes artificielles. — (*Revue internationale de prothèse dentaire*, août 1905, p. 372.)

R.-M. SAUGER. — La couronne ou coiffe métallique. — (*Items of Interest; Revue internationale de prothèse dentaire*, janvier 1907, p. 29).

R.-M. SAUGER. — La couronne à demi-collier. — (*Items of Interest*, mars 1906, trad. *Labor*, avril 1906, p. 231.)

G. SCHWARTZ. — Nouveau système de pivot pour support de bridge dans le cas d'un canal de racine trop court. — (*Bulletin-Journal de l'Association des dentistes du Sud-Est de la France*, 1er novembre 1905, p. 7.)

H.-J. SPAULDING. — Dents à tube pour bridge-work. — (*Odontologie*, février 1898.)

Ch.-E. STAGE. — Ajustage d'une couronne Logan. — (*Dental Brief*, 1904, p. 143, trad. *Labor*, novembre 1904, p. 43.)

STARHWEATHER. — La manière d'obtenir de la force dans la construction des couronnes en porcelaine. — (*Dental Summary; Revue internationale de prothèse dentaire*, avril 1907, p. 137.)

J. SMITH. — La couronne de Logan servant de pilier dans les bridges. — (*Texas Dental Journal*, août 1904, p. 16, trad. *Labor*, janvier 1905, p. 180.)

Dr J.-E. TAFT. — Réparation d'une couronne brisée sans enlever le pivot. — (*Items of Interest*, 1904, p. 8, trad. *Labor*, avril 1905, p. 409.)

TOUVET-FANTON. — Nouveau procédé permettant l'application rationnelle et simplifiée de l'appareil à pont. Pivot à rotule.

— (*Odontologie*, mai 1901; *Revue internationale de prothèse dentaire*, mai 1906, p. 140.)

Touvet-Fanton. — Appareils à pont mobile dispensant du parallélisme. — (*Odontologie*, 15 juillet 1904.)

Burton-Lee Thorpe. — Weak points in post crowns and how to overcome them (Quelques points faibles dans les couronnes à pivot et comment y remédier). — (*Dental Summary*, janvier 1906, p. 7.)

Dr Valenzuela. — Un procédé de plus pour poser des couronnes métalliques et cérémo-métalliques. — (*Labor*, p. 508, juin 1905.)

Dr Valenzuela. — Confection d'une couronne de Richmond sur une racine de canine en mauvais état. — (Trad. *Labor*, mars 1905, p. 236.)

Valderrama. — Supicion de las Cronas en los incisivos (Fixation des couronnes dans les incisives). — (*La Odontologia*, janvier 1908.)

J. Vichot. — De l'emploi des dents interchangeables dans la confection des bridges et les couronnes Richmond. — (*Odontologie*, 15 mai 1907, p. 399; *Revue internationale de prothèse dentaire*, août 1907, p. 280.)

Wallace. — Nouvel appareil pour obtenir le parallélisme des pivots. — (*Dental Cosmos*, 1900; Trad. in *Odontologie*, Ch. W. *Odontologie*, juin 1900.)

J.-D. White. — Porcelain crowns and bridge work (Couronnes de porcelaine et travaux à pont). — (*Dental Era*, octobre 1905.)

Worbays. — Une nouvelle couronne de porcelaine (A new porcelaine crown). — (*Dental Digest*, août 1905, p. 788.)

Woolvine. — Method of Construction and Contouring bicuspid crown (Méthode de construction d'une couronne pour petite molaire). — (*Western Dental Journal*, juillet 1906, p. 506.)

A.-E. Wrixon. — Emploi d'une couronne Davis pour préserver une racine. — (*Items of Interest*, 1904, p. 955, trad. *Labor*, mai 1905, p. 480.)

X.∴ — Pose d'une couronne. — (*Dental Era*; *Revue internationale de prothèse dentaire*, août 1906, p. 230.)

TABLE DES MATIÈRES

PREMIÈRE PARTIE

Pivots.

CHAPITRE PREMIER

CHAPITRE II

DEUXIÈME PARTIE

Différents genres de dents à pivot.

CHAPITRE III

TROISIÈME PARTIE

Couronnes spéciales en porcelaine pour dents à pivot.

CHAPITRE IV

COURONNES A PIVOT INAMOVIBLE

COURONNES A PIVOT AMOVIBLE

COURONNES DIVERSES

QUATRIÈME PARTIE

Dents. Systèmes. Appareils et Couronnes concernant les dents à pivot.

CHAPITRE V

TABLE DES PLANCHES

CHAPITRE II

CHAPITRE III

CHAPITRE IV

CHAPITRE V

TABLE ALPHABÉTIQUE

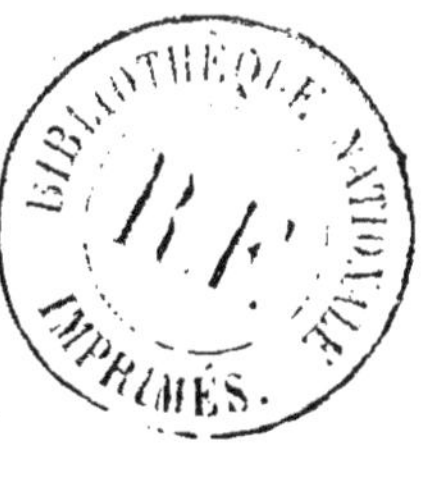

La Chapelle-Montligeon (Orne). — Imp. de Montligeon. — 1-09.

NOTE DE L'AUTEUR

Ce volume est le premier d'une série destinée à former la *Bibliothèque de Prothèse Dentaire.*

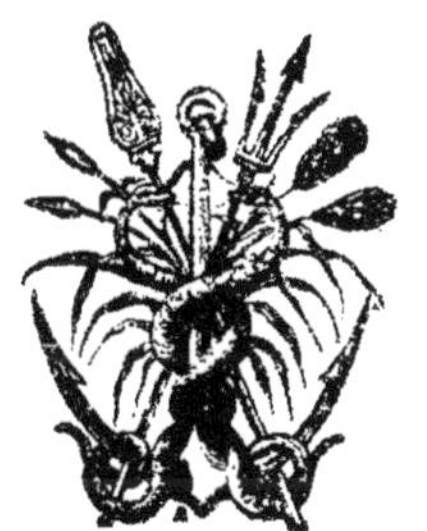

www.ingramcontent.com/pod-product-compliance
Ingram Content Group UK Ltd.
Pitfield, Milton Keynes, MK11 3LW, UK
UKHW020110200726
13856UKWH00002B/475